銀蛋：

醫院行話，指實習醫師（Intern）。醫學系最後一年進入醫院實習，工作內容包含各種臨床雜事，因為每日血汗勞累，所以又被稱為「音騰狗」。

傅志遠 Peter Fu
林口長庚紀念醫院 外傷急症外科主治醫師

intern

有一個銀蛋叫彼得，從小生在大醫院

推薦序

追憶，那些編織白袍的歲月……

臺灣外傷醫學會理事長　簡立建

看完這本書，我就想起自己的實習醫師日記……可以不用寫了！

對每個醫師來說，實習歲月就像是男人當兵一般，是那麼的永難忘懷。很早之前曾想動筆寫下自己擔任實習醫師的點點滴滴，但是一直不滿意自己的文筆，所以一直沒有完成。

但是，傅醫師的文字實在精鍊，故事的節奏感也掌握得非常緊湊，前三本創作《生命三部曲》，在海峽兩岸都創下很好的口碑與閱讀率。

這本書是傅醫師的第四本創作，依著醫學生、住院醫生與主治醫師時期寫成的二十四個獨立短篇，由種種辛酸、艱辛、苦楚構築成一個醫師養成過程，譜成動人詩篇。也彷彿是一個個稚嫩的醫學生，為了編織一件醫師白袍，其中歲月所經歷的種種錘鍊。

其中篇篇均是佳作，前面實習醫師的部分，活靈活現地重現了當年的青澀與單純。比如說那一篇〈小銀彈們戴著鋼盔赴晨會〉，就讓我想起當年晨會，慘遭上級醫師海K的慘況。因為我早傳醫師約十年進醫院，當時的晨會或是臨床病例教學，上級醫師的質問更是殘暴，就差三字經沒有罵出口，甚至有同學被電到哭出來。不過大多電得有道理！因為在醫院，有些科別是性命交關，容許犯錯的空間非常小，一旦出錯便是一條人命。所以醫師的訓練過程，的確得像軍營中特種部隊那般，施行魔鬼式的訓練。

而〈今天玩到掛，明天拚到掛〉那一篇，更是讓我這個在校成績很差的吊車尾生心有戚戚焉！書到用時方恨少，醫者腦袋裡累積的知識，與病患的生命健康息息相關，實際進入到臨床，由於醫學新知一日千里，平時看診時更是常常覺得如此。

年輕的時候，幾乎每個醫學生心中都有「救人濟世」的醫師夢；然而經過個四五年「住院醫師訓練」的摧殘後，很多醫師都放棄了這個夢想。臺灣的醫療健康保險制度的給付問題是其中最大的因素，此外還有自己身體與心靈的耐受性，文章中也屢次細膩地描寫到這些影響臺灣外科醫療的環境。

後面幾篇主治醫師時期的文章，則利用與患者以及家屬的互動紀錄，忠實的側寫了臺灣醫療現況，也表達了感性的人文關懷與深沉的醫者思考。

再一次誠摯推薦，外傷才子——傅志遠醫師的精采著作，您不可錯過。

推薦語

看著Peter Fu醫師文字好久了。他那種長期站在臺灣醫療最血汗的前線，卻多年來堅持筆耕不輟的強大毅力，以及細膩的敘事方式搭配外科急重症屬性所造成的反差美，非常非常讓人醉心呢！

——篠舞醫師

同為外傷科醫師，外科當中的邊緣分子，更是對那些受訓當中的酸甜苦辣特別能有同感，完整揭露了外科醫師受訓中的點點滴滴。

——劉宗瑀（小劉醫師）

每當急診有嚴重外傷的病人需要搶救，就是我們急診專科醫師和外科醫師展現默契的時刻，為的不是別的，就是共同搶救生命的心。因此，外科醫師一直是我很欽佩的一群戰士。傅醫師除了手握手術刀外，也能提筆將醫學生時代的點滴忠實呈現，隨著他的筆觸，將我帶入了好幾年前的學生時期（到底是幾年前呢？秘密！），那樣的青澀、那樣的回味無窮。相信能讓身為醫師的我們看了會心一笑，也能讓非醫師的讀者更能了解醫學生時期的萌樣。

——急診鋼鐵人Dr.魏

※以上順序依姓氏筆畫排列

目錄

推薦文

CHAPTER 1

有一個銀蛋叫彼得

CHAPTER 2

住院醫師的一天又一天，一年又一年

CHAPTER 3

轉眼之間已經長大

後記

1 CHAPTER

有一個銀蛋叫彼得

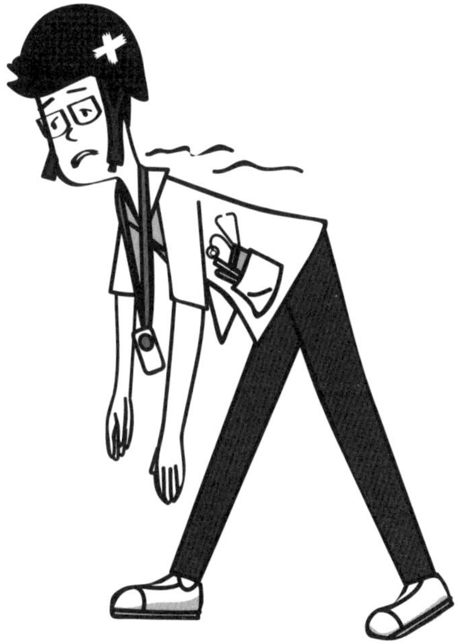

01

小銀蛋們戴著鋼盔赴晨會

「今早晨會的報告，你準備得如何？」早上七點鐘，內科晨會[1]前的半小時，我和同組實習的同學邊走邊聊，同學嘴巴上雖然是好意關心我，但語氣中其實帶著點幸災樂禍的味道。

「唉！走一步算一步吧！硬著頭皮也得上啊！為了這個報告，我這星期沒有一天睡好的，昨夜更是準備了通宵。」便利商店裡，我拿著早餐結帳，睡眼惺忪中還夾雜著愁眉苦臉。

「你沒去跟總醫師求救？」

「拜託，我又不是可愛漂亮的學妹，他哪會理我啊？問他該準備的方向，三兩句話就打發我走，還落井下石地說：『準備什麼?準備鋼盔啊！』」

推開會議室大門，時間尚早，只有總醫師學長一個人，正在臺前準備著開會需使用的電腦與投影機。我帶著資料走到臺前，腦海中反覆演練著待會報告的講稿。

此刻寧靜的空間，幾分鐘後將成為殘酷的殺戮戰場。

在這裡，每天的晨會都是砲聲隆隆，只是以往總是住院醫師報告，然後被坐在臺下的主治醫師們電得金光閃閃，學生一向只有看熱鬧的份。但幾個月前開始，不知道是哪個人想出的點子，說是要提升學生的報告能力與輪訓[2]本科的參與感，因此每週五的晨會便改成由實習醫師負責報告。

據前幾週參與過的同學口耳相傳地表示，老師們完全不會因為報告者是沒有經驗的學生而手軟。

時間越來越逼近開場，主治醫師們也陸續坐定，這時候總醫師負責開場：「主任，各位醫師早安，今天的晨會是由本週輪訓的實習醫師負責報告一個消化道出血的案例。」

該來的還是要來，深吸一口氣後，我站上臺去。放眼望去，臺下同學們那看好戲的表情，主治醫師們磨刀霍霍準備開火的模樣，連前幾天去請教了半天的總醫師，也只是冷眼看著我。

「這是一位四十六歲男性，本次到院的主訴是血便三天……」通常前面幾張投影片，都只是介紹病人的基本資料與主訴，主治醫師們的電力還在醞釀，要到了報告的中半段，進入診斷與相關治療之後才會火力全開。

「說原文好嗎？bloody stool就是bloody stool，講什麼血便？你是醫師還是一般民眾？」某位正在吃早餐的資深主治醫師突地打斷報告，他的臉還埋在冒煙的麵線裡，卻頭抬也沒抬就開砲。

「是，老師，這位四十六歲男性，主訴是bloody stool三天。」我趕緊修正自己的說詞。

「那你先說一下，bloody stool在醫學上怎麼定義？」麵線似乎吃完了，資深主治醫師接著開始喝豆漿，混著吸管呼嚕嚕的聲音，他丟出第二個問題。

由於沒料到第一張投影片就被問住，我一時間有點慌了手腳，原本報告的節奏也被打亂，再加上壓根兒沒想到會被問這個問題，當然不會有答案。

「嗯……bloody stool就是血便……就是……」我只好再把英文翻回中文，而且講話開始結巴。

「你剛才已經講過血便啦！何謂血便？有醫學定義嗎？」另一位主治醫師放下口中的三明治，又補上一刀。

「呃……血便……就是血中有便……不對！是便中有血……」一時間我慌到語無倫次，開始亂講一通，這時臺下已經開始發出笑聲。

「不知道就說不知道，不要亂講，繼續！」這才只是第一張投影片而已，卻已經讓我在臺上罰站了十分鐘，當其他主治醫師電得意猶未盡時，主任已經聽不下去，揮揮手中斷了這個話題。

「病患自述，過去三個月有斷斷續續的上腹痛，並且因胃口不佳，導致體重下降，因此來掛本院胃腸科門診，當時看診的醫師幫病人安排了胃鏡檢查。」熬過第一關，我繼續往下報告。

「到目前為止，你的判斷是什麼？」有人現在才進來，一屁股坐下就開始發問。主治醫師不愧是主治醫師，前面完全沒聽到，一樣可以電人。

「嗯……可能是胃部疾病，因此需要做胃鏡進一步檢查。」

「做檢查！做檢查！現在的學生就只知道做檢查嗎？那你跟來看診的民眾有什麼不一樣？『醫生，我肚子痛好一段時間了，胃口又不好，可不可以做個胃鏡？』」主治醫師用誇張的音量與音調，模仿起民眾在診間說話的語氣，顯然他對我的回答很不滿意。

我臉上的汗珠已經如下雨一般，甚至連站也快站不穩。

「老師的意思是問你，經過目前的問診，你有沒有初步的診斷？不是什麼疾病都需要做檢查才能診斷。」總醫師這時候適時地打圓場。

「上腹痛的可能診斷包括胃食道逆流、胃炎或是胃潰瘍，若病人有血便與體重下降，惡性腫瘤也是必須考慮的疾病；除了胃部之外，一部分的肝膽疾病甚至心肺疾病，也可能會有類似症狀。」一個單純的症狀，可能有許多種診斷，這一向是病例報告的重點，也是老師們永遠問不膩的橋段，針對此點我可是早有準備。此時總醫師的解圍簡直是天賜良機，我趕緊把教科書上所列的上腹痛診斷，如數家珍般背出來。

「就只有這些？還有呢？」當我洋洋灑灑把這幾天猛讀的表格背出來時，主治醫師們似乎仍不滿意。

「嗯……還有可能是腹部血管瘤。」情急之下，我隨口亂掰了一個診斷，反正長在上腹部的器官都有可能生病，那自然就會上腹疼痛。

「還有呢？」

「還有可能是胰臟疾病。」

「還有呢？」

「有一些新陳代謝疾病，例如嚴重的糖尿病所造成的酸血症，也會上腹痛。」

「還有呢？」

「還有呢？」

「還有呢？」

……

當主治醫師們的連續攻勢進入無限迴圈後，總醫師這時又插話了：「諸位老師們的意思是希望你思路更寬廣一點，不要侷限在消化性疾病上，在你講出了那麼多種可能的診斷後，你認為最有可能的是什麼。」這馬屁拍得可真好，不愧是接近訓練尾聲，即將升任主治醫師的總醫師。

「是，謝謝老師們的教誨。」我也趕緊把馬屁補上，「綜合病人的症狀，我認為最有可能的還是胃部疾病，必須在良性的胃潰瘍，與胃部惡性腫瘤之間做區分。」雖然我早就知道病人是胃癌，但卻必須多講幾個可能的診斷，否則就會如上星期報告的同學一樣，被主任諷刺為「神醫」。有如此的前車之鑑，我知道適度的裝笨是必要的。

「胃鏡檢查的結果，高度懷疑是胃癌，因此做了切片檢查。」

「胃鏡的報告要如何判讀？能不能詳細描述一下？」負責替這個病患做胃鏡的醫師也在現場，會提這個問題早在預料之中，於是我的下一張投影片，就是精心整理的內視鏡下胃癌分類標準。

診斷確定是胃癌之後，病患就被轉到外科接受手術，自然也沒什麼問題好問。此時各主治醫師的早餐也吃得差不多，接下來查房的查房、看門診的看門診，晨會就這樣結束。

當眾人陸續離開，我如洩了氣的皮球坐在會議室裡，回想著剛才的震撼教育。

同學走過來拍拍我濕透了的背：「你真厲害，要是我早就嚇得尿濕褲子了。」

離去前總醫師也鼓勵我：「沒事的，我們每個人都是這樣走過來，你的表現已經算是相當不錯了。在醫院千萬不要怕被電，唯有這樣才能學到東西。」

回想自從被指定要報告的那一天起，我花了好幾個夜晚研究病人的病史，也查了不少書來認識胃癌這個疾病，更為了預防被主治醫師們電到說不出話，把上腹痛的各種可能診斷給背得滾瓜爛熟，當年因為晨會而深植於腦海中的知識，即使是已經身為消化外科專科醫師的今日，仍相當實用。

行醫多年以後我才體認到前輩曾經告訴我的幾句話：「學醫的過程，我們會遇到各式各樣的老師，每個人的功夫火候不同，能教我們的東西也不同。但回頭來看，會讓我們一輩子記住不忘的，往往不是那些慈眉善目、循循善誘的老師們，反而是那些曾經把我們電到趴在地上，一見到他就害怕的老師。」

在自己擔任主治醫師之後，因著對醫學教育的興趣，我也常主持學生們的病例報告討論會。由於犀利的問話風格，學生們幫這個會議取名叫「外傷電力公司。」

「這是一位十九歲的男性，受傷機轉是機車與汽車對撞，到院時的狀況……」學生報告著本週要討論的案例，只是當年在臺上被電的學生，現在已經成了老師坐在臺下。

「外傷機轉只有這麼簡單幾句話？機車撞汽車？當時機車時速多快？汽車時速多快？傷患的保護措施是什麼？有沒有戴安全帽？有沒有乘客？現場有沒有目擊者？是病患自行就醫、還是救護車送醫？到院時間距離受傷時間多久？」由於外傷病患的討論，特別著重於受傷機轉與到院前狀況，因此我連珠炮般地丟出一堆問題。

「呃……這個……我不知道。」學生似乎沒料到我會問這些問題，一時間有點不知所措。

「難怪學生對於要在你所主持的討論會上報告，都會覺得如臨大敵。」一位剛好沒事過來旁聽的同事，在臺下和我交頭接耳：「前幾天我遇到他們幾個學生，好像正在決定是誰來當炮灰，個個表情都很凝重。」直到這時候我才知道，原來自己也給學生如此大的壓力。

「不知道就繼續吧！傅醫師的意思，是要你知道病人的來龍去脈，對於外傷醫療來說，事故現場的還原與就醫方式相當重要。」同事這時幫忙打了個圓場。

「是！謝謝老師。」不知道為什麼，對於這樣的圓場與學生的感謝詞，我突然有種似曾相識的既視感[3]。

「傷患的血壓極低，只有七十／五十毫米汞柱，心律也偏快，每分鐘一百二十三下。判斷是出血性休克，所以在急診室的醫師立即安排輸血。」學生繼續報告著病人狀況。

「等一下！『出血性休克』的定義是什麼？血壓極低，多低叫做低？心律偏快，多快叫做快？有沒有醫學上的定義。」聽到這裡，我再度打斷學生的報告。

「外傷性的出血性休克分成四個等級……」似乎早料到我會問這個問題，學生緊接著在下一張投影片秀出他所準備的分類表。

討論會就在我一個問題接著一個問題之中結束，有些問題學生對答如流，有些問題則問得他啞口無言。

會後方才報告的學生跑來找我：「老師，謝謝您，很抱歉我準備得不周全，不過這樣的報告，讓我學到非常多東西。」我笑了笑鼓勵他：「沒事的，我也是這樣走過來，在醫院千萬不要怕被電。」

當天下午我接到另一通電話，是下週要負責報告的學生打給我：「老師，請問有什麼要特別準備的嗎？」

「準備什麼？準備一頂鋼盔。」

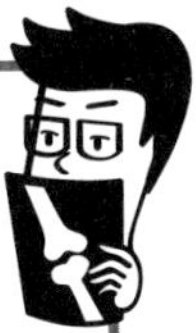

1 晨會：醫院各專科晨間舉行的例行會議，由主治醫師或總住院醫師主持，內容包括病例討論或醫學新知研讀。

2 輪訓：醫學生在畢業前會在醫院各專科實習訓練，借此評估個人性向，有利於未來科系選擇。

3 既視感：指遭遇某個情境、事物，雖然對它有強烈的熟悉感，但卻想不起相關的記憶。

02

管他大腸還食道，考古題背就對了！

考試鈴聲響起，助教面無表情地發下考卷。

「一個人只准拿一張，每個人的試卷都有編號，張數我也都算得清清楚楚，絕對不會有錯誤。」一邊監視著每位同學傳遞試卷的過程，助教一邊警告大家：「只要有一張試卷不見，今天誰都不准離開考場！」

助教這麼嚴厲不是沒有原因，去年學長姐期末考時，有一張試題卷神秘地消失了，幾個月之後，系上流傳的萬年考古題本中，就多出這份最新的考題。想當然耳是某位勇者，為了造福後人而勇於犯險，老師們氣炸了，只是找不到證據，不知道是誰幹的。

前一年出了這麼大的事，今年大家當然只能把皮繃緊點，不敢寄望考題中會出現考古題，更別說趁考試時的混亂將試卷偷出。考古題失效事小，如果老師決意究責，那可沒人承擔得起。

「你考得怎麼樣？今年居然真的一題考古都沒出。」繳卷後同學們聊著剛才考試的結果。

「你先不要跟我講話！我怕我會忘掉。」一位成績相當好的同學走出考場，不理會其他人詢問考情，只是自顧自喃喃自語；「好了！我負責的題目都在這裡。」他居然憑記憶硬是背下剛才試卷上的題目。

原來學藝股長早已交代班上幾位熱心又成績好的同學，幫忙把考試的題目給記下來，目的當然是繼續充實考古題本的內容，嘉惠未來的學弟妹。基於醫學系多年的傳統與前人種樹後人乘涼的道義，既然曾經從學長姐那得到好處，自然有義務造福後人，那本越來越厚的考古題本就是這麼來的。

原本老師們對考古題的存在，大多是睜一隻眼閉一隻眼，但考前居然有人不知好歹，拿著去年遺失的考題去問老師答案，這可是大忌中的大忌。如此火上添油的舉動，令老師揚言今年的考試將是全新命題，一題考古題都不會出，並且要求助教，嚴格監控考場避免考卷再度流出。

「老師，您好，我是本科目的負責同學，想和您聯繫考試相關事宜。」

每到考試前夕，各科目負責同學的工作，除了安排課程與考試相關事務之外，還有收集考試情報的重要任務。不僅要整理過去幾年的考古題，分析老師出題習慣與預測命題，也要和老師或助教套交情，希望能多問出一些考試的重點。然而要避免引起老師的反感又能達到目的，這必須問得相當有技巧。

由於全班同學都在期待這份考情資訊，要是負責同學猜中的考試重點越多，或是預測考古題有越高的命中率，就會成為班上的救世主。所以這天我用最有禮貌的態度與口氣，帶著課本與筆記，到老師的研究室門口敲門。

「嗯……考試的日程不是都已經公告了嗎？」

「呃……我是想說，考試的範圍很大……」被老師這麼一問，我開始有點支支吾吾地欲言又止。對於銜命向老師詢問考試重點這種事，雖然任誰都知道不妥，但為大家的成績著想，只能硬著頭皮旁敲側擊。

「所以要認真準備啊！」老師笑咪咪的說。

「呃……是。我會交代同學要認真準備，謝謝老師提醒。」我只能順著老師的話往下講。

「那就好，沒事的話我要走了。」這時老師提著公事包準備離開。

「老師上課的範圍很大，不知道能否提示一下考試的重點呢？」前面我講了一串廢話卻沒問到重點，眼見將要功敗垂成，我鼓起勇氣，把想講的話一口氣說出來。

「重點？上課的時候不是都說過了嗎？」老師一點也不生氣，仍是笑咪咪地回答。不知是真傻還是裝傻，我問他一句廢話，他也來個實問虛答。我馬上拿出預先準備好的資料，請老師確認，重點是否就是自己勾出的這幾張：「請問是這幾張投影片嗎？」

還好我早就把老師的講義與投影片讀得滾瓜爛熟，以免讓老師覺得怎麼什麼都沒準備就來問考題，看在我用心準備的份上，龍心大悅之下，應該會透露更多消息。

「嗯……很接近了。其實重點就是那些，每年考的也都差不多。」老師講出關鍵字了！想必考古題一定有用。

「那今年的考題還是和前幾年的考古題類似嗎？」打蛇隨棍上，千載難逢的機會可別放過，我已經開始想像考題被自己完全命中，考後成為班上英雄人物的畫面。

「考古是什麼？我都忘了我去年出什麼題目了，你那裡有考古題嗎？讓我參考一下吧！」

聽老師這麼說，我更是喜出望外，如果他懶得出新題目，就把考古題再考一次就太完美了。樂不可支的結果，就是警覺性下降，於是我喜孜孜地拿出一整疊的考古題。

「這麼詳細啊！我想出的題目都被你們知道了，那我今年得用點心出些新題目了。」老師依然用他那和藹的笑容把我給打發走。

距離考試只剩兩星期，學藝股長召集了各科負責同學，共商考情大計，同時也瞭解每個人收集情報的進度。

「我這邊進行得非常順利。」某位科目負責人，一派輕鬆地回報進度：「老師非常大方，而且好像早就知道我們會在考前拜訪他，直接幫我們勾選幾張重點的上課投影片。」

「我負責的科目也有重大進展。」另一位同學接著說：「老師直接把他的題庫給我，言明會從當中挑個幾題來考。不過老師還是苦口婆心地勸我們要多念書，讀書不是只為了準備考試，所以他要我們自己去查書找答案。」

「你們可真好命，我負責這科的老師就沒那麼好講話。」這位同學愁眉苦臉地說：「為了問出點考試的消息，我一整個下午都在辦公室外頭枯等，好不容易盼到他開完會回來，居然一點都不肯透露，還把我給轟了出去。」學期初班上就推舉這位長相甜美功課優異的女同學，負責與這位嚴肅出了名的老師打好關係，可是顯然一點用都沒有。

「他什麼都沒說？」學藝股長似乎也覺得狀況棘手。

「他說：『沒有所謂的重點，我上的每個字都是重點！我的考試直接從教科書裡出題，準備方式就是把教科書給背熟。』」女同學重複著教授生氣又激動的語氣。

「唉！說了等於沒說。直接從Harrison[1]裡頭出題，我看連Harrison本人都答不出來。」

會議最後還剩下一科沒有結論，命題老師目前出國開會中，據助教說考題在學期中就已經送到教務處，因此不可能有透露或修改的空間。這位老師是消化系統專家，每年都負責食道相關疾病的課程。他的課程號稱「三不同」，也就是上課內容、投影片講義與考試題目三者完全不相同，所以上課認真聽講沒有用，講義背得一字不漏也沒用，因為考試都不考這些，他的考試只考萬年考古題。

關於如何準備他的考試，無論哪一屆學長姐，都只有同樣一句話：「背考古題就對了。」儘管翻遍考古題內容，只有「食道」二字與課程標題有一點關連性，其餘無論是生理機轉、疾病診斷與治療，課堂中都完全沒提到。然而就算有這麼大的疑問，得到的建議還是「背就對了。」

雖然歷年來固定的出題方式，總令學生在收到考卷後鬆一口氣，但今年我們卻特別焦慮，一方面是沒有打聽的管道，二方面是大家賴以維生的考古題範圍不對。

今年課程臨時有些調動，食道疾病改由另一位年輕老師來上，這位專考考古題的老師，則安排教授大腸相關疾病，因此在上課內容更換，老師又不在國內的狀況，完全沒有考情資訊，所有人都急得跟熱鍋上的螞蟻一般。

雖然助教向來對學生不假辭色，但不得已還是得硬著頭皮打擾他，面對我們的疑問，助教卻只是冷冷地回答幾個字：「背就對了。」

「背考古題？可是考古題的範圍是食道疾病，老師今年上的是大腸疾病。」助教的答案讓我們相當緊張。

但助教揮揮手示意我們離開，不再回答任何問題。

到了考試當天，考卷發下，所有人都笑了，一整張考卷都是食道疾病的萬年考古題。

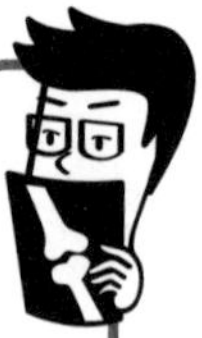

1 Harrison：當代內科學大師，內科的經典教科書就是以他為名，共有兩大本數千頁。

03

謹慎考試，信用無價

一日，生理學科的辦公室門口，無預警地貼出一張公告，上頭是全班生理學的學期成績。

「怎麼會突然公布？教授不是說分數還會有調整嗎？」消息一出，立刻人心惶惶。按照過往的經驗，教授會視各班考試狀況與整體印象，適度地調整分數，這也是那些在及格邊緣的同學，唯一能期待的事。

今年相當意外地，在期末考後第三天便公布成績。

公布欄前擠滿了人，每個人都想知道自己考得如何。對考試十拿九穩的同學，追求的是高分甚至滿分；而大部分的人，更關心是否能擠進不必重修的安全名單裡。

「請問學期成績已經確定了嗎？我們想見老師一面。」今年教授一口氣當掉了二十幾個人。當天下午，這群不及格的同學，一同聚集在辦公室門口求情，希望能網開一面。

「教授出國開會了，兩星期後才會回來！」助教用她那面無表情的撲克臉擋在門口。

「我們的學期成績有點問題，能不能夠……」其中一位同學吞吞吐吐地問。

「有什麼問題？不就是不及格嗎？」沒想到助教直接把話堵死。

「每學期末總有一堆學生來求情，又是送禮又是請吃飯，給教授造成很大的壓力。去年更誇張，居然有家長替子女出面要求加分。」助教這時越說越氣：「當教授拒絕要求後，這位家長還揚言要透過校方高層施壓。」

「教授覺得就是因為自己心太軟，才會讓這些不認真的學生存著僥倖心理，所以他交代我直接公布成績然後呈交給教務處。」

「真的沒有補救的機會了嗎？」一位同學仍不死心地問了一句。

「成績一旦公告就不會再修改，要補救可以，下學期重修認真點吧！」難得撲克臉的助教有了笑容，卻是皮笑肉不笑地嘲諷。

「兩星期後學期成績單早就寄到家裡，教授這麼做就是沒有轉圜空間的意思。」大家沮喪地坐在學生餐廳討論對策。

「生理學已經失守了，當務之急，是必須守住其他科。」成績不好的往往是同一群人，當某一科有不及格的危機時，其他科的狀況通常也好不到哪裡去。

「團結才有力量，通知所有有重修危機的同學來開會吧！」事關自己的學期成績，在意見領袖的號召之下，一時間所有可能在危險名單的同學都出現在學生餐廳。

「我的生物化學和大體解剖還可以，應該六十分低空飛過沒問題，組織學就很難講了……」

「我跟你不同，反而是生物化學很危險，雖然期末考以考古題居多，可是期中考實在考太爛，所以有點擔心。」

「最麻煩的還是大體解剖，一次就占了五個學分，偏偏我兩次期中點名都沒到，我看是凶多吉少。況且未來的課程只會越來越重，要是被當，還不知道有沒有時間重修，搞不好會因此延畢。」

這學期的重科包括大體解剖、組織學、胚胎學、生物化學和生理學，光這幾科的總和就有十三學分。當大家你一言我一語地討論著彼此的狀況時，有個同學從頭到尾都沉默不發一語。

「你呢？有沒有哪一科是比較有把握的？」另一個同學拍拍他的肩膀，主動表達關心。

「我……沒有一科有把握，可能都會被當。」停頓了幾秒，他才欲言又止地說。

「那豈不是『五星上將』？真服了你！」雖然不是適合開玩笑的場合，其中一個同學還是忍不住調侃他幾句。

學期成績單上，不及格的科目會被加註個「＊」號，大家都用「你有幾顆星」來做為挖苦彼此的方式，「五星上將」意味著有五科不及格。

「唉……」對於這樣的調侃，他只是嘆了口氣，連苦笑都笑不出來。

「等一下！五科全當，這會不會有『二一』問題啊？」另一個同學突然想到什麼，忍不住插話。

「這就是我最擔心的，這學期我總共修了廿一學分，如果五科全當，就會超過總學分的二分之一，所以重修或延畢對我來說已經算不上問題了。」這位同學苦著一張臉，道出他心中的焦慮。

當年各校多有「總學分數二分之一以上不及格者退學」的殘酷規定，用以警惕念書太不認真的學生。

替他擔心起來。

「那怎麼辦？被退學可不是開玩笑的啊！」同是天涯淪落人，這時大夥兒反而

「你怎麼會搞成這樣？」有個同學脫口而出。

「今天是來解決問題的，誰都別講別人。」意見領袖把大家的談話拉回主題：

「有沒有其他科的消息？」

「目前情勢還不明朗，生物化學和組織學聽說過兩天就要公布成績，我們動作一定要快！」

「生理學助教說得沒錯，成績一公布就很難再調整了，所以要趕在教授還沒將最後分數送到教務處前下手！」

大夥根據各科老師的脾氣與喜好，七嘴八舌地擬出「求情計畫」，把目標放在幾位好老師身上。說來荒謬，這群人討論的不是考前如何準備，而是考後如何求情；而所謂的「好老師」，判定標準也非教學是否認真，而是是否心軟好說話。

學科辦公室門口，幾位代表恭恭敬敬站成一排，本以為會吃一頓排頭，沒想到教授非常客氣，不但主動邀他們到交誼廳坐下來聊，還要助教買飲料請他們喝。

「你們幾個還真有心，大部分的同學考完期末考，不是出去玩就是回老家，難得還有學生帶禮物來拜訪我。」不知是裝傻還是真不知道，教授滿臉笑容地說著。

「我們擔心自己的學期成績，不知道老師這邊能否通融一點……」一位同學囁嚅地說。

「每年期末考後，就是我這小地方最熱鬧的時候。」老師笑了笑，拿起桌上飲料請大家喝：「成績我快要打好了，確實有幾位同學不甚理想。」

「所以我們才來拜託老師，希望能有補救的機會。」

「你們已經是大人了，讀書是為自己的前途，老師不喜歡在分數上為難你們，只希望你們能真正學到東西。」

「會會會！我們一定會深刻反省，以後認真學習。」機不可失，大夥點頭如搗蒜般附和著教授的話。然而嘴上雖然這麼說，其實大家心裡想的都是：「那就別為難了吧！」

「不過，如果讓大家都及格，那對用功準備考試的同學不太公平。」

「我們都知道您一向最愛護學生，一定肯給我們機會的！」見老師的態度似乎仍搖擺不定，負責發言的同學趕緊動之以情。

「這樣啊……」教授沉吟了半晌：「老師不是不盡情理的人，暑假期間實驗室人力不足，不知道幾位不及格的同學，能不能出點力幫幫忙呢？」

老師既然開口，就代表願意給機會，只要能夠及格，無論多嚴苛的條件，相信不會有人拒絕。

「老師真是好人，不但沒有刁難我們，還答應放我們一馬。」走出辦公室，大部分的人都如釋重負，至少保住了這一科，但「五星上將」依舊愁眉苦臉。

「就算這科及格了，也不過拿回兩學分，其他四科加起來有十一學分，還是超過我總學分的二分之一，危機依舊沒有解除。」

「求情計畫」來到下一站，由於這位教授素來對女生特別好，因此換上一位高挑的女同學當代表。助教說教授正在開會，結束時間不確定，足足等了三個多小時，教授才從辦公室走出來。

「你們怎麼還沒走？成績我已經送出去，等收到成績單時，自然就知道自己有沒有及格了。」

雖然教授這麼說，女同學還是大膽提出希望網開一面的要求。原本快步離去的教授這時停下腳步，卻只是冷冷地說：「你們將來都是要當醫生的人，不好好念書，只知道考完才來求情。難不成又是家裡發生變故？還是家境不好需要蹺課打工？」

這番話講得確實有道理，一群人被罵得只能低頭不語。

「對不認真的學生仁慈，就是對病人殘忍！」臨去前教授語重心長地說了重話。

「教授也真是的，一點情面也不講。」一位同學忿忿不平地說，「五星上將」萬念俱灰，面對極可能遭到退學的壓力，一句話也說不出來。

「大體解剖有五學分，如果老師願意放你一馬，就不會被『二一』了，這是你最後的機會。」

「我覺得老師不會同意的，他平時上課那麼嚴肅，一定很討厭來求情的學生。」「五星上將」非常喪氣地說。

「不去試怎麼知道？就算被罵被酸又如何？這時候還在乎什麼面子？要是退學就什麼都完了。」

「我跟助教很熟，幫你問一下老師喜歡什麼，明天帶個禮物過去，要不請你爸媽一起來拜託老師。」

「不行，這樣說不定會得到反效果。這樣吧！多找點人壯膽，明天我們大家一起陪你去。」

「不用了，這又不是去打架。自己一個人去最好，或許門關起來，掉幾滴眼淚求一下老師，老師還會同情你。」

或許是另類的患難見真情，大夥想盡辦法幫「五星上將」出點子，最後討論的結果是讓他單獨和教授談談。

隔天一早「五星上將」便去大體解剖辦公室敲門，手上提著由助教那兒打聽來、教授愛吃的小點心。

「進來吧！你的狀況助教已經告訴我了。」

「老師，這樣打擾您真的很抱歉，我知道自己不努力，現在求您一點道理都沒有，但真心希望給我個機會。」

「其他科考得怎麼樣？」

「都不及格，所以要被『二一』了。」說到這裡，他的頭低到不能再低。

「那你希望我能怎樣幫你？」

「如果您願意網開一面，讓我拿到這五學分，至少不會被退學，我保證學到教訓了，今後一定會好好努力！」

老師聽完他這番誠懇的求情，沒有答應也沒有反對，只是面無表情地自顧自做事。他當然不敢追問教授的決定，只好在辦公桌前罰站。

約莫過了十分鐘，教授才抬起頭：「好吧！先讓你過，以後看你表現。」

知道自己免於被退學，「五星上將」的淚水奪眶而出，「謝謝老師！謝謝！」

求情成功，守在辦公室外頭的大夥兒一陣歡呼，當場決定晚上要聚餐慶祝。說來悲哀，一般人都是慶祝「全部及格」或「高分通過」，這群人慶祝的居然是不用退學。

「那教授有提出什麼交換條件嗎？」

「他沒說，我明後天再去跟助教探探口風吧！這種大恩大德，就算要我做牛做馬都可以。」

學期成績單公布了，「五星上將」總算不再是「五星上將」，保住了大體解剖的五學分，也免於被二一退學。

下個學期還有四學分的大體解剖學，或許是真的學到教訓，他就此轉性再也不蹺課，永遠坐在教室前三排聽課抄筆記，也積極舉手發問，讓老師注意到他的認真。

期末考後，大夥很關心他的狀況。

「考得不算好，不過及格應該沒問題。」他胸有成竹地說。

然而學期成績結果公布，令人意外地，竟然只有五十九分。

考慮了很久，他還是硬著頭皮又去敲教授的門，想弄清楚是怎麼一回事。

「怎麼又是你？已經給過一次機會，這學期又來求情不好吧！你要不要去拜託其他科的老師放水？」

「教授您誤會了！我覺得自己考得還可以，想知道分數是否計算錯誤，不然為什麼只有五十九分？」

「有借有還，我上學期已經『先』讓你過了。」

04

關於免役的N種腦補狂想

學生餐廳的一角坐著四個胖子，面前堆了滿滿一大桌食物，「真的快撐死！我剛吃掉一盤豬腳飯、兩片炸雞排，外加兩球冰淇淋，我等一下要回宿舍躺著。」其中一個胖子打了個飽嗝，摸摸自己的肚子。

「你今天量過體重了嗎？」

「八十七點五公斤，比昨天又重零點五公斤，就快要達標了，繼續努力！你呢？」

「我身高比你高，所以要用過胖來免役的標準也比你高，目前還差七公斤，我決定再吃一個起司蛋糕。」說著另一個胖子起身，又到櫃檯買了甜點。

「真是羨慕你們幾個，如果說你們身在天堂，那我就在地獄裡。」另一頭晃過來一位同學，說他是皮包骨一點都不為過，腰桿瘦到感覺風一吹就會折斷。「我已經連續三天只吃兩片吐司配白開水了，等我兵役體檢一通過，我就要去吃到飽餐廳狠狠大吃一頓！」

「當兵有什麼不好嗎？」有位女同學不理解他們為什麼要用這麼極端的方式來逃避兵役。

「妳是女生不用當兵，當然講這種話啦！兵役一服就是兩年，如果抽到某些特定軍種，役期甚至要到兩年半。我聽過太多例子，男生入伍女友就發生兵變！「而且當我們好不容易服完兵役重回醫院，自己剛入行還是菜鳥，但有些同學卻因為不用當兵可以累積資歷，我們就必須很尷尬地與比自己資深的同學共事。」其中一個胖子義憤填膺地說，他過去四個月，已經從六十公斤增胖到八十公斤。

畢業前的兩三年，同學間開始討論起將來去向，除了選什麼科與在哪一家醫院受訓之外，只要是醫學系男生，都必須面臨「是否要當兵」的關鍵問題。

對於畢業後就要當兵的同學來講，在服完兵役之前，未來充滿了不確定性，因此當其他同學開心地迎接畢業後的專科訓練與住院醫師生涯時，這些人則一點討論的空間都沒有。

「服兵役是國民應盡的義務，為什麼要逃避呢？」女同學似乎仍不理解。

「請注意妳的用詞！我們走的是正當合法的方式。」或許「逃兵」一詞太過敏感，努力挨餓讓自己過瘦的那位同學，很嚴肅地糾正她。

「大家先別吵了，你們知道藥學系有個同學最近獲得免役資格的事嗎？」或許是見氣氛有點僵，一位消息靈通的同學，趕緊過來轉移話題。

「哦？在他身上發現了什麼病嗎？」對於這種新聞早已見怪不怪，大夥只是好奇他到底是用什麼方法躲掉兵役。

「沒有，他健康得很。前陣子不是大地震嗎？災區那邊有一整條街受到影響，他戶籍地的老家剛好在災區最外圍，只有廚房掉了一片磁磚，結果也被認定是危樓。雖然他人沒住那也沒財物損失，但也自動變成受災戶，最近政府頒發了緊急命令，受災戶役男可以免服兵役。」當年正是九二一大地震，國家為了災後重建需要，而針對災區頒布了特殊法令。

「那不是天上掉下來的禮物？」聽完這段不可思議的遭遇，不知該羨慕他不用當兵，還是難過他家遭受災情。

「我媽說地震的時候，老家的圍牆出現一道裂縫，我今天就叫她去申請成為受災戶！」另一位同學半開玩笑地說，結束了這段荒謬的對話。

除了這些可遇不可求的機會，大部分的人都還是把腦筋動到身體狀況上，希望尋求改判為免役體位的機會，然而體位改判何其困難，否則人人都不用當兵了。

「你找到不用當兵的方法了嗎？」這天幾個同學又聊起畢業後的未來，然而卡在兵役問題，始終聊不起勁，最後又繞回這個話題。

「沒有，我的身高太高，要增胖三十公斤才能免役，幾乎不可能達成；就算反向減重，也要減二十公斤才能達到過瘦的標準。」我搖搖頭，愁眉苦臉的回答。

「做過身體檢查了嗎？我們在醫院實習，無論是抽血或照X光都很容易，就算是自費檢查，如果能找到符合不用當兵的條件，這錢花得也很值得。」

「有什麼檢查好做？」

「你不知道嗎？國家規範的免役標準多達上百種，不是只有身高體重而已，還包含許許多多的疾病或先天殘疾，只是很多人都不知道細則，甚至不知道自己有符合的項目。」同學從背包裡拿出一大疊資料，是他從兵役課網站列印下來的免役標準。

「這樣合法嗎？惡意逃兵會有刑責問題吧！而且為了不當兵傷害自己身體，我覺得代價太大。」

「又沒叫你做違法的事，我們是醫學生，本來就應該比普通民眾具備更多醫學知識，也更瞭解自己的身體狀況。

「這些疾病之所以被認定免役，就是因為服兵役會有風險，我們只是把法條看清楚，然後深入瞭解自己的身體狀況，除了可以合法避開兵役之外，若有什麼特殊疾病，也可以早期發現早期治療。去年有學長就是這樣，意外檢查出自己有紅斑性狼瘡。」

同學說的不無道理，當晚我把相關規定詳讀了一次，排除那些絕不可能有的殘疾，勾出幾項我不確定自己有沒有的疾病，打算去醫院做些檢查。然而面對這些疾病，心情卻非常複雜，正常人都希望自己健康，但此刻我卻希望自己能夠得個什麼病。

「上星期你不是有去抽血？結果出爐了嗎？」為了資訊交流方便，班上幾個同學組成聯盟定期開會，彼此交換著對兵役體位判定條例細讀的心得，認真程度比準備考試有過之而無不及。

「所有檢查都一切正常，我太健康了。」這段時間以來，關於免役標準的條款，早已被我翻到爛掉，只差沒把它背起來，只可惜自己沒有一個條件符合。

「那真不好意思，小弟在此宣布，我不用當兵了！」我才剛說完，一個同學掩不住興奮地馬上接話。

「為什麼？」所有人異口同聲地問他。

「大家看看我的腳，是不是跟你們不一樣啊？這是扁平足，會影響體能所以無法操練，所以判定是免役體位。」同學得意揚揚地把腳舉起來。

「真的假的？影響體能，你不是籃球隊的嗎？」他的說法引來大夥一陣噓聲。

「沒辦法，法律這麼規定，我只是配合辦理囉！」得了便宜還賣乖，他用帶點優越感的口吻這麼說。

「好吧！恭喜你，你下船了。」每個人嘴上說著恭喜，但其實心裡是羨慕又嫉妒。這是種相當微妙的關係，雖然大家一起努力，其實潛意識裡都希望沒有人能通過，而且越是親近的同學，越不希望對方通過，更精確點說，不希望對方比自己先通過。

「我覺得這條有機會！」室友突然大聲嚷嚷著，他如獲至寶地指著皮膚病的欄位說：「法條說乾癬超過全身體積百分之五十，得以免役。」他指著自己腳踝上的一塊癬：「我決定從今天開始都不擦藥了，讓它蔓延到百分之五十！」

「還是想點實際的吧！我打算用『近視』來闖關。上個月驗光一千度，或許有機會能夠免役。」多年來的熬夜念書，醫學系裡一大堆人都有深度近視。

「這招很多人用過，不過要考慮散瞳劑的影響，在兵役複檢的正式驗光前會點散瞳劑，據說近視度數會減個兩百度左右，曾經有學長因為這樣而差五十度飲恨。」另一位同學分享著他聽來的小道消息。

「照你的說法，我現在剛好近視一千度還不夠，如果能拚到一千兩百度可能比較穩。我決定兵役複檢前，都要躺在被窩裡看書了。」

「那麼辛苦幹嘛？用『視差』這一條簡單多了！你沒看法令寫的？兩眼的視力差距達到一定程度即可免役。」

「要讓兩眼視差增大，難度應該很高吧！難不成要把一隻眼睛遮起來看書？」聽完同學的建議，我直覺認為不可行。

「打雷射啊！用雷射手術來矯正近視不就得了，一次就能讓視力回到正常。」同學說到這兒，故意停了下來，賣個關子。

「這跟『視差』有什麼關係？」

「雷射手術又沒規定一定要雙眼同時進行，先做一隻眼睛，等到複檢通過之後，再做另一隻眼睛不就得了？」同學得意地講著他想出來的好點子，一時間大家覺得找到一條明路。

「別想了！打過雷射的眼角膜是看得出來的，我上個月就用過這一招，結果當場被拆穿。軍醫院的眼科醫師對這方面相當有經驗，而且他知道我的身分是醫學生，就驗得特別嚴格。你知道的，軍方醫院對不想當兵的醫學生很有意見。

「他直接警告我，這是違法的行為。這次放我一馬，如果再想鑽法律漏洞，就要舉報我逃兵。」聽到我們熱烈的討論，一位同學走過來分享他過來人的經驗。

一時間這群人再度陷入沉默。

「看來只剩下『蛋白尿』這條路了。」某個同學講了一個大家從來沒想過的方法。所謂的「蛋白尿」，顧名思義就是不該有蛋白質的尿液中驗出有蛋白質，這在臨床上代表的是嚴重的腎臟疾病。

「你可別開玩笑，把腎臟弄壞不是鬧著玩的，為了兩年兵役賠上健康不值得。」我趕緊勸他懸崖勒馬。

「『蛋白尿』要如何診斷？是不是要拿自己的小便去化驗？」

「我最近在腎臟科實習，有許多管道可以拿到腎臟病人的尿液檢體，如果能跟自己的尿液掉包……」

「不可以！這樣是嚴重的違法，要是被查到可是要判刑的！」這當然只是個異想天開的爛點子，在眾人的訕笑中被打消念頭。

隨著畢業日期一天天接近，找到免役方法的同學也大致底定，找不到方法的也已做好心理準備去當兵。然而某一天，有一位同學神秘兮兮地來找我：「其實有個簡單的方法不用當兵，我們之前都沒有想到。」

「什麼方法？」

「貧血啊！這是我最近努力的目標。」

「正常人的血紅素大約十四到十六，你現在多少？」

「我現在十三，如果兵役複檢前先捐點血，應該可以再低點。」

「這陳年老招不管用了啦！」用「先捐血後驗血」的方式來製造貧血，這招早在系上流傳已久，只是我從沒聽說有人成功過。

「你知道貧血的免役標準，是血紅素要小於七嗎？對一個血紅素十三的人說，要讓血紅素降到七以下，那等於身上一半的血要放掉，你不怕失血性休克？」對他的提議，我一點興趣都沒有。

「所以需要時間，慢慢讓血流失。」

他露出了詭異的微笑：「實驗室裡有『十二指腸鉤蟲』的蟲卵，吃下去之後，鉤蟲會在腸道上吸血，自然就會出現慢性貧血。」說著他拿出寄生蟲學教科書，上頭描述了感染十二指腸鉤蟲的症狀。

「你找別人吧！我還是去當兵好了，我還想活命。」

05

往左走變小醫師，往右走成大渣男

「我知道你的夢想是當個外科醫師，不過你也知道，我對內科比較有興趣。我認為你應該跟我選同一家實習醫院，先讓基本的內科知識訓練完整，等畢業之後再去以外科系為主的醫學中心接受外科住院醫師訓練，這樣一來，醫學知識和技術可以兼顧，我們也不用分開。」學校的自助餐廳裡，一個女同學越講越激動，坐在她對面的男同學，則努力安撫著她的情緒。

「妳冷靜一點聽我說！外科是一個很重視經驗與練習的科別，我如果能在實習階段就開始訓練，就能贏在起跑點上。實習醫院的選擇，會是決定我人生與前途的大事，妳知道我平常什麼都聽妳的，但這點我沒辦法妥協。」

「很多學姐都提醒我，實習的時候要把男朋友盯緊一點，以免和醫院裡的女同事日久生情，所以我一定要和你在同一家醫院裡！」

「妳這麼說是不信任我囉！那妳怎麼不說，很多女實習醫師都被醫院裡的住院醫師學長給追走的事實？妳總該為我的前途想想吧！」

「感情與前途之間，我希望你做出選擇，想想我們的未來，我不能接受遠距離戀愛！」對話沒有交集，女生忍不住說了重話。

對醫學生來說，實習時的受訓醫院與畢業後的選科息息相關，自然是同學們最關心的事。

同樣的爭執，這對班對一連吵了好幾天。事件起因是男女雙方對未來的實習醫院該如何選擇沒有共識，男生對外科有興趣，所以打定主意要去以外科為主的醫院實習，為畢業後的選科做準備。女生則是連續多年的書卷獎得主，一心想當個知識淵博的內科醫師，因此目標鎖定國內一家以內科訓練紮實著稱的大型醫學中心。

距離選填實習醫院的日子越來越接近，這一天我跟班上幾位同學也聊起自己的想法。

「聽說校方已經決定今年的分發方式了。」其中一位同學講到關鍵問題。

「是啊！上星期系主任找班上幾位代表開會，結果會中發言的火藥味相當濃。」一位消息靈通的同學，繪聲繪影地描述當天會議的經過。

正因為實習醫院是每個人都很在意的事，因此幾家大型醫學中心總是熱門選擇，名額有限之下，大家都希望能爭取到優先選擇權。功課好的同學認為按照成績名次分發最公平，功課差的同學則要求用抽籤搏一個翻身的機會，因此過去幾屆學長姐總在如何決定選填順位上爭執不休。

「最後的結論是成績和抽籤比例各占一半，主任希望同學之間不要為這種事傷感情。」

「唉！怎麼可能不傷感情？」我嘆了口氣，說出最近觀察到的現象。由於成績決定派與抽籤決定派立場南轅北轍，雙方早已壁壘分明，即使平日交情再好，遇到事關自己權益的大事，也顧不得情誼而針鋒相對。

「先不管如何分發，大家到底想去哪家醫院實習呢？」聊了一會兒，又繞回這個話題。

「還沒想好，我打算多跟學長姐打聽一下，除了教學與工作狀況之外，各大醫院的地理位置與薪資福利，也是我考慮的一部分……」

「不過話說回來，這也不是我能決定的，既然成績不好，那就只能寄望老天囉！對於我們這些成績吊車尾的人來說，如果沒有抽到前幾名的好籤，根本沒有選擇權。」說來慚愧，當時本班有一百多人，我們幾個臭味相投的死黨，每個成績名次都在百名之後，我只能用自我調侃來回答這個問題。

「連選填順位都還沒確定，就討論想去哪裡實習會不會太早？而且以前不好好用功，現在只想不勞而獲靠抽籤翻身，對用功的人豈不太不公平？」

這時我們才發現，隔壁桌坐著幾個成績在班上名列前茅的女同學，似乎也在討論該如何選填實習醫院，但她們對話音量之大，似乎有意無意衝著我們而來。

「妳……」這番酸言酸語任誰聽了都不舒服，一位朋友起身正待發作，硬是被其他人安撫下來。

抽籤的結果自然幾家歡樂幾家愁，抽到好籤者謝天謝地，籤運不佳者如喪考妣。我的死黨們個個籤運平平，因此確定沒有選擇權，只能留在自己校內附設醫院，唯有我不知哪來的運氣，竟抽到了個位數的籤王。這意味著，雖然過去成績不好，憑著一支好籤，自己也有了選擇權。

而先前吵個不停的情侶，兩人成績都在前十名，因此即使籤運不算太好，基本上想選哪家醫院都不成問題。

本以為爭議都已塵埃落定，先前同學們的歧見與爭執該要放下，回歸彼此單純的同窗情誼，然而事實並非如此……

先是閒言閒語在同學間傳開，一位成績優秀但籤運不佳的女同學抱怨：「有些成績很差的同學，卻因為抽到好籤，而擁有比我更多的選擇，這對像我這種努力多年的人來說，很不公平。」

對於這樣的流言蜚語，我也不想對號入座，畢竟規則早已訂下，我感謝上天對自己的眷顧，同樣的，要是有什麼不滿那也去埋怨上天吧！

再來則是同學間換籤、賣籤的傳聞不斷，由於當初並未明文禁止交換順位，一時間冒出了各種好籤的「人情價」、「行情價」，使得原本已經排定的選填順位再度洗牌。這逼得系上不得不做出補救公告：「順位可以交換，但一旦選定了醫院，則無法再更改。」

「你的籤運那麼好，決定選哪一家醫院了嗎？」這天中午，我一個人坐在學生餐廳一角，一位平時不是很熟的同學端著餐盤坐過來。

在選填志願的順位決定之後，還有兩個星期的考慮期，讓大家更瞭解各醫院的狀況，以免倉促之下做錯決定。這已經不是第一次被問這個問題，不同的是，此時順位已經決定，因此會來找我討論的，通常僅止於有選擇權的同學。

「還沒想好，因為一切來得太突然，先前沒有好好想這個問題。」我說的是肺腑之言，由於抽到好籤純屬意外，還來不及認真思考。

「我聽已經畢業的學長說，其實在哪一家醫院實習差別不大，最重要的是和你一起實習的伙伴，如果彼此合得來，未來一年的工作才會開心。」

「我也有聽過類似的說法，所以現在有點難以決定。」

「你應該這麼想，既然好朋友們都留在學校的附設醫院，彼此早有多年的默契，一旦離開他們去其他醫院，無論環境或人事都要重新熟悉。」

雖然彼此過去不熟，此時我很感謝這位同學認真跟我分析選填志願該注意的事，本校附設醫院規模雖然不大，但若實習的同伴都是自己人，將來值班時臨時有事或面對各種考試，都可以互相支援。

這番話令一心想去某家以外科訓練聞名的大型醫學中心實習的我，對原本的想法有點動搖。

「你還要考慮另一件事，目前本校附設醫院正在擴建當中，未來的前景看好，而且醫師群都是本校老師，對自己校內同學一定特別照顧。」

「這些我倒沒想過，最近我一直處在抽到好籤的開心中，謝謝你的建議。」同學講的確實有道理，經他這麼一說，自己原本的立場有些鬆動，他提到的都是自己過去沒想到的細節。

「我覺得留在本校附設醫院實習，是對你最好的選擇。」說著話鋒一轉，同學從背包裡拿出一份選填志願順位交換的申請表格，「如果你不反對這個建議，可否跟我交換順位？我那一票死黨只有我籤運最差，如果能跟你交換順位，我就可以跟他們一起實習，既然你決定留下，那也用不到這個順位，這是兩全其美的方式。」

「我們的談話到此結束吧！」這時候我懂了，平時僅止於點頭之交的同學，突如其來的稱兄道弟其實包藏著禍心。幾天下來他不是第一個來找我交換順位的人，用人情用金錢來交換的都有，他只是換個方式表達目的罷了。

幾天後的選填志願大會是整件事的高潮，班代邀請了系上長官見證，再全程錄音錄影，一旦選定起手無回。

先前吵個不停的班對來到現場，大家都很關心他們最後的動向。「你們討論的結論如何？他最後妥協了嗎？」女同學的姊妹淘把她拉到一邊竊竊私語。

「我們已經有決定了。」出乎意外地，兩人最後達成的共識，並非先前各自堅持非去不可的醫院中心，而是一同到南部某家中型綜合醫院實習。

「我們講好一起回家鄉去，因為雙方的老家都在南部，將來也可以就近照顧父母。雖然這家醫院的規模沒有北部醫學中心那麼大，但內外科訓練都有一定水準，而且小醫院有小醫院的好處，同事間的人情味較濃。」

「一起回南部？那不就代表好事近了？恭喜妳呀！」

「都還沒畢業呢！妳別亂講！」嘴上雖然這麼說，但女同學嬌羞的表情顯然是默認了。

男生的順位排在女生後頭，就在女生已經選定，而輪到男生上臺宣布志願前，眾人開始在臺下鼓譟：「結婚！結婚！結婚！」

只見他默默地上臺，卻沒把名字跟女友填在一起，反而在北部一家以外科為主的醫學中心欄位，寫下自己的名字。

「我想過了，既然妳不能接受遠距離戀愛，那就分手吧！」

顯然這是個精心布局的結果，男同學下臺後面無表情地離開，只留下一旁詫異的女主角與眾人。

「感情與前途之間，我必須做出選擇。」

06

為什麼老愛問為什麼？

「這是一個四十二歲男性，診斷是急性闌尾炎，昨晚接受手術治療後，目前住院觀察中。」外科晨會照例討論著前晚入住病房的每位新病人，由於急性闌尾炎對醫學生來說，算是相對單純的疾病，因此一早到醫院，總醫師便指定我在晨會上報告這個病患資料。

當我照本宣科地念著病歷上的內容：「病患因急性腹痛，因此來掛急診，電腦斷層診斷為闌尾炎後，便接受手術切除。」

「為什麼闌尾炎要開刀？」一切似乎都是如此順理成章，我一點都不覺得這個案例有什麼好特別討論的，但就在我自以為每個步驟都是理所當然時，某位主治醫師突然問了我這個問題。

「為什麼……」我遲疑了一下，坦白說從來沒想過這個問題，印象中似乎都是如此。

「呃……因為傳統上這就是個需要手術切除的疾病。」一時間不知該如何回答，我很誠實地說出心中的認知。

「你覺得這個答案說服得了病人嗎？」果然主治醫師對我的回答相當不滿意，「醫學是一門科學，所有的檢查與處置都有它的道理，所有的『為什麼』都應該會有答案。」

見我仍有些疑惑，他很詳細地告訴我闌尾炎的生理機轉，以及非用手術治療不可的原因，「以後當病人問你：『為什麼要開刀』時，你總不會也回答他：『因為傳統上都要開刀』吧！」

「保持懷疑的態度，勇於提出『為什麼』，並且積極尋求答案。」前輩的這幾句教誨，我一直記在心上，然而當臨床工作接觸越多，經驗也越豐富後，才慢慢發現到或許學理上可以找到答案，但醫院裡有太多太多的事情是沒有為什麼的，所謂的「傳統」與「習慣」在醫療中扮演著相當重要的角色。

「有一位病患的鼻胃管滑脫，請你來重『on』。」這幾乎是每個實習醫師每次值班都會遇到的狀況，因此當接到護理站通知後，我不假思索地幫病人完成「放置鼻胃管」這個動作。

動作雖然簡單，然而始終令我百思不解的是這句中英夾雜的句子，無論中文或英文的文法都大有問題。剛進醫院時還聽不懂這句話，也曾以為是單一機構或單一人員的習慣用語，但與在其他醫院實習的同學交流後，發現這幾乎是全國醫療人員的通用詞彙。

「為什麼大家都說『on』鼻胃管？」通知我的護理師看來相當資深，我想她或許能解答我的疑惑。

「沒有為什麼，大家都這樣說，不然應該怎麼說？」

「『on』又不是動詞，它是描述一個狀態的介詞，為什麼會變成『放置』的同意詞呢？」

「從以前就是這樣，照著念就對了。」講了一大串對詞性的分析，但護理師連聽都懶得聽，低頭做她的事，完全不想搭理我。

沒多久我又接到通報，這次是某個老爺爺小便不順，要我去幫他「on」尿管。當我帶著器具進入病房時，隔壁病房的護理師也剛替一位女病患「on」完尿管。

「『on』尿管到底是醫師的工作，還是護理師的工作？」雖然放置尿管也算是實習醫師很常做的工作之一，我也沒有推託的意思，只是剛好看到護理師也做著跟我一樣的工作，一時之間又想起前輩的提醒——勇於提出疑問。

「男病人是醫師『on』，女病人是護理師『on』。」

「為什麼？」

「沒有為什麼，傳統上就是這樣。」

「放置尿管屬於侵入性治療，我可以理解要醫師來放置的理由。可是同樣是侵入性治療，為什麼男女有別？」我不死心地繼續追問下去。

「可能是因為性別吧，要顧及女病人的隱私問題。」

「可是我同學是女醫師，昨天她也幫好幾個男病人放置尿管啊！女病人不方便被男醫師放置尿管，那男病人被女醫師放置尿管為什麼就沒有隱私問題？」

「我說了傳統就是這樣，你的問題怎麼那麼多？」護理師被我搞到有點生氣，顯然她覺得眼前這位實習醫師很討人厭。

一整晚都在「on」各種管路中度過，到了凌晨一點總算告一段落。正當我躺下想要睡一會兒時，電話又再度響起：「有床病人睡不著，想請值班醫師去看他。」

於是我只好克服自己很想睡覺的痛苦，再度爬起來探視那位「睡不著想看醫生」的病人。

病人其實沒什麼不舒服，只是跟我抱怨隔壁床病人鼾聲太大，開立一顆安眠藥，幫他解決這個問題後，我再度走回久違的值班室。

「有床病人說他三天沒解大便，現在肚子很痛，希望醫生去看他。」才剛進入夢鄉，立刻又被護理站的電話給叫回現實。

這次是個老太太，長期有便秘的問題，剛才睡到一半突然想上廁所，但蹲了很久都上不出來，這個問題也在我幫她開立肛門塞劑後獲得了解決。

連續幾次都在剛睡著後被叫醒，我已經睡意全無，索性走去便利商店買宵夜吃。途中遇到也正在值班的住院醫師學長，忍不住向他抱怨了起來：「我實在不理解，為什麼病人只要來住院，就會突然有一大堆抱怨？他們平常在家裡，難道也會因為這點小問題，就跑到醫院看醫生嗎？」

學長側著頭，沒有回答我的問題，我則是繼續激動地說：「睡不著這種問題，我相信每個人多少都會遇到，要不就是強迫自己躺久一點，要不就是起床找事做，為什麼只要來住院，就要醫生幫他開藥？」

學長仍是微微一笑，似乎很能理解我的憤慨。

「半夜上廁所不順，這也要找醫生？要是她在家裡，頂多是馬桶蹲久一點，難道會因此去掛急診嗎？」話匣子一開，我忍不住口沫橫飛地抱怨著：「為什麼只要病人一來住院，本來可以自己解決的問題，都變成要醫師幫他處理？」

「我也曾經和你一樣滿腦子都是疑問，但這就是病人來住院的傳統與習慣，很多事情都是沒有為什麼的。」

07

今天玩到掛，明天拚到掛

迷迷糊糊地睜開眼睛，昨夜的狂歡還記憶猶新。

時間接近上午十點，距離第一堂課已經遲到兩小時，我快速地起身梳洗，往學校直奔而去。

「你們早上不是有課？」然而我的目的地不是教室，而是童軍團辦公室。同為社團伙伴的一位女同學，見我這時候走進來，很訝異我怎麼沒去上課，她的男朋友是我同班同學，她知道醫學系今天早上有連續四堂重要的生理學課程。

「嗯……昨晚排練活動到深夜，所以睡過頭了，而且教授沒有點名。」面對這個尷尬的問題，我回答得避重就輕，「再過幾天就要辦營火晚會，活動進度和人員器材都要加緊準備，不過妳放心，我有交代室友，教授點名時會立刻通知。」

「我是好意提醒你，醫學系的功課很重啊！」女同學聽我這麼說，也只能不置可否地搖搖頭。

校園另一端的生理實驗室裡，同學們正與各種消化系統和神經傳導的複雜機轉搏鬥著；這一端社團辦公室裡，我卻還在和伙伴開會，討論營火晚會的流程與細節。

就在下課前半小時，收到教授開始點名的消息，我趕在蹺課被發現前溜回教室，滿頭大汗氣喘吁吁地隨便在後排找個位置坐下，既沒課本也沒筆記。

「好久不見，什麼風把你吹來了？」鄰座的同學調侃突然闖進來的我。

雖然為應付點名而進了教室，但我的心仍然不在課堂上。教授繼續在臺上口沫橫飛，同學們個個埋首振筆疾書抄寫筆記，我則看著窗外發獃，腦子想的全是社團活動的事。

不知不覺學期就要結束，期末考迫在眉睫，這陣子校園裡冷冷清清，大家都窩在圖書館或宿舍裡念書。各社團也因為考試暫停活動，童軍團的伙伴一致決定以功課為重，排練進度等考後再繼續。

然而校內的活動雖然暫停，我卻仍有事情要忙，除了本校童軍團外，還身兼數個校外社團的重要幹部，更是一個全國性的大型露營活動的總負責人。那時候的自己意氣風發，是校際間的活躍分子，為了交誼方便，我甚至替自己印製名片申辦手機，名片上有一堆頭銜，儼然像是做什麼大生意一般。

在以成績論英雄的醫學系裡，雖然因為功課不好而抬不起頭，但走出教室，我在社團裡找到自己的一片天，因此將它看得比什麼都重，對於學業與前途，與其說茫然，倒不如說是漠然。

距離考試只剩一星期，這時我才意識到事情的嚴重性，整學期下來一堂課都沒有好好上，學期初買的原文教科書一個字都沒念，不得已只好到處找同學幫忙畫重點打聽考古題。只是在這個節骨眼才找人幫忙，釘子碰了不少。

「考試的重點教授上課時不是都有講嗎？對了，我忘記你只來點名。」這天在圖書館，遇到幾個同學們在討論考試重點，我趕緊湊過去想打聽消息，但卻只得到這幾句酸言酸語。

「這是前幾次上課的重點，把這幾頁念一下，後天晚上有讀書會，一起來參加吧！」有位跟自己要好的同學看不過去，熱心地伸出援手幫我做考前複習，並邀請我參加讀書會，一方面挽救岌岌可危的期末考，二方面也拉近與班上同學的關係。

「後天……不行，我童軍團有個會要開。」我翻查著行事曆，上頭排滿各式各樣的行程。

「還要開會？再不念書鐵定要重修了！社團有那麼重要嗎？」

對朋友的苦口婆心，我很不服氣地替自己辯解著：「社團生活對我的意義太重要了，你沒有參與其中，不會瞭解這種感覺。我所追求的人生價值，不是在課本裡或分數上！我在社團裡得到的收穫，遠遠超過教室裡可以給我的，包括了行政歷練、人脈培養，還有組織能力。」

「現在累積的醫學知識，和未來的行醫息息相關，更關係著病人的生命健康！眼前的期末考不論，未來的醫師執照國家考試也不管嗎？進入醫院實習你不怕被電嗎？書沒有讀好，你拿什麼專業面對病人跟家屬？」同學對於我的反應，既無奈又生氣。

「我們終究要進入社會的，這些社團的歷練，可以幫我在職場上加分。」面對這一連串不會回答也不想回答的問題，我仍嘴硬地替自己辯解。

「先替你自己的期末考加分吧！」臨去前同學丟下了這句話。

結束這段不開心的對話，我騎著機車漫無目的地遊蕩，最後來到空無一人的社團辦公室，此時伙伴們早已閉關讀書去。我自顧自地翻找著過去參與各種活動的相片，以及象徵豐功偉業與階級的制服與徽章。

想起同學的勸告，曾經不可一世的成就感，此刻卻有著莫名的空虛。社團對自己來說，與其說是追逐夢想的地方，倒不如說是逃避課業的藉口。

這時電話響起，是母親打來關心自己考試準備得如何，也提醒放暑假後早點回家。敷衍幾句掛上電話，突然有種想哭的感覺，一直以來我所追求的價值，似乎已經讓太多關心自己的人失望。然而心中或有覺悟，但面對自己承攬的龐大外務，根本不容許斷然回頭。

考前三天雖然強迫自己坐在書桌前，卻依然沒辦法專心。看著兩大本嶄新的生理學課本，以及幾百頁的講義，連想臨時抱佛腳都不知從何開始。最後一夜，室友們打定主意通宵熬夜做最後衝刺，我竟整夜在發獃中度過，隔天毫無準備之下慷慨赴義。

生理學考試採原文出題，整張考卷我沒有一題答得出來，選擇題只能靠亂猜碰碰運氣，唯一的中文字是問答題：「試描述休克之分類與機轉。」雖然只有短短幾個字，當中的答案卻大有學問，包括神經系統、心血管系統、呼吸系統，甚至是免疫學等等。

想當然耳，選擇題我全部猜「以上皆是」或「以上皆非」。

想當然耳，問答題的欄位交了白卷。

想當然耳，一分耕耘才有一分收穫。

沒有念書，下場就是不及格需要重修；另一方面，我主辦的大露營獲得空前成功，一份用學業換來的成功。

多年以後，自己已成為接受專科訓練的住院醫師，夜以繼日的工作壓力，令昔日的童軍歲月，只能留在相片與回憶中。

某個輪訓急診外科的值班夜，一位車禍的年輕人被送到急診，到院時已經呈現重度昏迷與休克。看著病患異常快速的脈搏與持續性的低血壓，我直覺認為是內出血所導致，因此我開立了大量輸液與輸血的醫囑。

主治醫師原本在我旁邊不發一語，僅監督著眼前的年輕醫師會如何處置，但知道我的決定後，他直接打斷這樣的處置，交代護理師準備超音波與穿刺針。

「你到現在還沒看出問題？」

「心律加快、血壓降低，這是出血性休克的表徵，不是應該快速輸血嗎？」對於主治醫師的怒目而視，我有點疑惑又有點委屈。

「在你腦子裡，只有這一種可能嗎？注意看看病人的頸靜脈！」主治醫師不再理會我，自顧自拿起超音波，幫病人做心包膜穿刺。

當心包膜內的積血被引流後，病患的生命徵象瞬間恢復穩定。我這時才知道，是因為心包膜積血壓迫心臟，才讓病人呈現如出血性休克般的心律過速與低血壓。

「你的決定會害死這個病人！休克與心跳血壓評估，是最基本的生理學，請回去多念點書！」正當我的臉色青一陣白一陣，找不到臺階下時，他又補了一句：「我決定去買輛好一點的車，要是有天我發生車禍，被你這種不念書的醫生治療，那我就死定了。」

在這一刻，我感受到的不止是羞辱，而是因自己的無知而差點失去一條生命的震撼。當晚我回家找出過往的生理學課本，想把各種休克的原因與處置方式給弄清楚。諷刺的是，這個章節還留著同學當年幫我畫的重點，再加上「重要，必考！」的註記。而在心因性休克的章節，則清楚記載了心包膜積血是常見原因，除了與出血性休克類似的心搏過速與低血壓之外，兩者的分辨方式即在頸靜脈的特殊表徵上，治療方式更是南轅北轍。

這令我如著迷般地一頁一頁繼續看下去，原來很多以前發生在病人身上而自己搞不懂的問題，其實教科書裡都有，只是自己從沒好好學習罷了。結合臨床經驗與書本上的醫學知識，我突然感受到知識的力量，念書不僅能讓人瞧得起，更能學以致用幫助病人！

人可能會因為受到某些鼓勵或刺激，而在某個時間點突然蛻變與奮起。也或許是當年的窘境，當偶然找到成功的方向時，那股執著向前的動力和渴望，就會更加強烈。然而成功沒有捷徑，即便浪子回頭，該走的路一點都少不了。我把當年玩社團的拚勁放在書本上，此刻的自己，必須比別人更努力，才能補救過去的荒唐。

時至今日，自己已經是獨當一面的主治醫師，也是醫學院裡的老師，「請描述休克之分類與機轉。」這是我幫學生上課時的必考題。

08

白袍穿上身，專業+30

「你是醫學院的學生喔？那將來要當醫生囉！」那年剛考上醫學院，開學前來臺北找房子，房東太太如身家調查般嚴格篩選租屋者，一聽說我念的是醫學院，態度立刻丕變。

「那你會看小兒科嗎？要是哪天我兒子身體不舒服，可以直接請你幫我看嗎？」她一邊介紹自己的房子一邊開玩笑。

「還早啦！當醫生還是很久以後的事。」嘴上謙虛地這麼說，但心裡卻有股飄飄然，我沒有料到醫學院的招牌那麼好用，儘管連學校大門都還沒走進去，就已開始享受被當作醫生的虛榮感。

對每位醫學生來說，沒有人不渴望成為醫生，或者說渴望「被當作」醫生。成醫之路的嚴格訓練，無非是希望自己腦子裡的專業，能夠配得上醫師這個頭銜，以及身上這件白袍。然而，內涵與專業需要時間和年資的歷練，並非一蹴可幾，在這之前，頭銜與裝扮更容易追求，讓人家一眼就看出自己是醫生。

校園附近有一家快餐店，向來最受醫學系同學的喜愛，不是它特別好吃或特別便宜，而是老闆有他獨特的做生意方式，當我們幾個同學的餐點準備上桌時，老闆會用他的大嗓門喊：「來！四位醫師的排骨飯和雞排飯！」。

無獨有偶，某次打球弄破了眼鏡片，我趕緊到學校旁的一家眼鏡行修理，老闆娘一邊填寫取貨單，一邊跟我閒話家常，當問起我是醫學系的學生後，她說：「傅醫師，麻煩您明天上午憑單取件。」老闆娘這句令人心花怒放的稱呼直接叫進我心坎裡。

醫學院的課程什麼不多，各種實驗課最多，當年總愛穿著實驗衣在校園裡走來走去，過過穿白袍的乾癮，享受著狐假虎威的虛榮。其實所謂的實驗衣，不過就是一件廉價的白色長袍罷了。

醫師夢就這麼做了幾年，某天一覺醒來，竟發現自己已從醫學生變成實習醫師。這也意味著，從今以後將名正言順地穿上白色醫師服。還記得發放醫師服的那天上午，同學們開心地試穿拍照，當天的校園出現奇景，一大群的白衣人穿梭在教室、實驗室、操場或各個想得到的地方，大家都非常興奮地以「某某醫師」來稱呼彼此。

延續著剛拿到白袍的新鮮感，幾個同學課後要去吃午餐，大夥仍繼續穿著醫師服，就這樣大喇喇走到校外的餐廳。「你們會不會太誇張？吃飯就吃飯，穿醫師服去是什麼意思？」一位藥學系的同學，見到這群騷包的白衣客，相當不解地問。

「不會啊！我覺得穿起來很舒服，況且醫生也要吃飯啊！」甩了甩白袍的下襬，其中一人意氣風發地回答。

甚至到了下午放學，仍有人捨不得脫下，依然穿著醫師服走回自己租屋的宿舍。「這樣不是很不自然嗎？為什麼不把醫師服收起來？」

「很自然啊！讓我們宿舍附近的鄰居看看，從今以後的我，就不一樣了！」不得不佩服這位同學自我催眠的能力，明明是很怪異的行為，在他口中講來稀鬆平常。

晚上十點多，我剛從社團活動結束準備回家，停留在巷口一家小吃攤買宵夜時，兩個穿白袍的機車騎士呼嘯而過。乍看之下，我一度以為自己眼花看到不乾淨的東西，沒想到機車回頭向我駛來，「老闆，雞排兩份。」兩個同學居然穿著醫師服出來買宵夜！

「我們剛才出門時，覺得外頭有點涼，就順手拿醫師服來當禦寒外套。」或許是看出我驚訝的表情，他倆隨口胡謅了這個拙劣的理由。

雖然骨子裡頭，根本就是個不折不扣的「穿著白袍的民眾」，但有了那象徵專業的白衣加持，就彷彿如小說中的魔法斗篷一般，瞬間脫胎換骨，穿上後走路有風，講話也有模有樣。

然而當進入了殘酷現實的醫院職場，才發現自以為與眾不同的醫師頭銜與白袍俯拾即是，整家醫院都是醫師，自己卻是裡頭最小最菜的。當院內的工作人員如專科護理師、藥師或各種醫事人員都穿著統一的制服時，單憑身上的白袍，根本無法區隔出自己醫師的身分，甚至越新的白袍還代表著資歷越淺。

剛進醫院工作的第一週，我跟著大家在地下街的餐廳排隊點餐。

我注意到每個人結帳時，都會告訴店員自己是員工，我心裡猜想著或許餐廳的規矩是必須報出自己的職級，又或者醫師會因特殊身分而有特殊折扣。

「員工。」

「員工。」

「員工。」

當前面三位穿便服的護理人員結帳後，下一個就要輪到自己，就在那短短幾秒鐘，心裡相當為難，我不確定究竟要回答「實習醫師」或是「醫師」，深怕講錯答案，會讓人家知道自己還只是學生，又或者錯失了醫師的專屬折扣。

當我就這麼愣在櫃檯前時，店員似乎有點疑惑的和我對看，卻沒有繼續手中的結帳動作。我猜想一定是自己剛進醫院上班，店員過去沒見過這麼年輕帥氣的醫師，當下面不改色相當有自信地說：「醫師！」

店員點了點頭，並沒有特別的表示，只是默默地把錢收下。

排在我下一位的是位沒穿制服的中年婦女，她將餐盤遞上後說了聲：「家屬。」

「不好意思，家屬沒有折扣，只有本院員工才有喔！」

「我聽前面那位醫師報身分，我以為結帳時都要報出自己的身分。」

隨著經驗與知識的累積，我漸漸體會到專業不在於頭銜或服裝，而是紮紮實實地在自己腦袋裡。也不需要逢人便說自己的身分與職級，或靠白袍來替自己的專業加分。

「依據你的症狀，以及目前檢查檢驗結果，我判斷是急性闌尾炎，需要馬上手術。」這天接到會診，我三步併作兩步跑去急診診視病患，只有輕鬆的牛仔褲與球鞋，而沒有穿白袍。

當我詳細地說明了手術的目的與治療計畫，病人點點頭表示瞭解，還附帶說了一句：「醫師你看起來好年輕。」

即使沒有白袍加持，如今我也有把握透過對談與應對，就能讓病患或家屬理解我的專業。甚至許多時候，我還會選擇刻意不穿白袍，以減低專業造成的鴻溝，並拉近自己與病患的距離。

這是這些年擔任主治醫師的歷練所養成，不是把醫學教科書背得多熟，或是考試分數再高就可以做得到。

然而這卻還不是最高段的功力。

某天自己照慣例在醫院一樓的咖啡廳吃早餐，由於當天沒有穿著醫師服，因此結帳時我出示了識別證，以換取員工折扣。

排在我後面的是院內某位高階主管，他的風格向來是西裝筆挺但不穿白袍。結帳時店員問了他一句：「請問是員工嗎？」

主管表情嚴肅沒有答話，但還是點點頭。

「不好意思，麻煩識別證我看一下。」

主管還沒回話，店長馬上跑出來阻止店員，然後用員工價幫他結帳。

「你有眼不識泰山！他的臉就是識別證！」

不戰而屈人之兵才是最高境界。

09

我不是演員，為何要設計這情節？

「你跟同組實習的同學們說一聲，今天下班後留下來，我們再排練一次。」午餐時間，我在員工餐廳遇到肝膽胃腸科的教學總醫師。

「你們要排練什麼？尾牙表演的短劇嗎？」聽到這段對話，另一位與我在不同科實習的同學，好奇地湊過來。

「短劇……其實也算啦！」我不置可否地聳聳肩。

晚上六點的肝膽胃腸科討論室裡，總醫師如臨大敵地確認每個人的臺詞、說話節奏，再三提醒過幾天就要正式表演，千萬不能出錯。

「現在照我剛才講的排練一次！」總醫師激動地揮舞手上的資料，像極了導演喊「開麥啦」時拿的手板。

「這是一位四十六歲男性，主訴上腹痛三天，合併症狀為食慾不佳與皮膚發黃……」負責開場的同學介紹起某位病患的基本資料：「由於種種症狀都與急性肝炎相似，因此住院接受進一步檢查與治療。」報告最後，同學做出了結論。

「卡！重來一次，這邊要先停頓一下。」總醫師立即起身打斷他，誇張的動作就如導演遇到了NG鏡頭一般，「造成腹痛的原因很多，教授編的講義上頭都有寫，你怎麼會直接講出肝炎這個診斷？不是交代你們要背熟嗎？教授喜歡學生先思考再下診斷。」

原來幾天後將要舉行每月固定的病例討論會，主持人是一位國寶級的大教授，對肝炎相當有研究，會前教學總醫師必須挑一位肝炎的病患，讓醫學生做病例報告與討論。由於教學總醫師的能力會反映在醫學生的學習成效上，上級長官也會依此來評估這位總醫師是否具備晉升主治醫師的資格，因此總醫師必須確保學生對急性肝炎的症狀、診斷與治療都能流暢的報告。前幾個月曾發生學生報告不順，教授不甚滿意地皺了一下眉頭，總醫師因此皮繃緊了好幾個月。

「當他講到腹痛的時候，你要馬上舉手發問。」導演繼續指導另一位同學：「你要問他：『請問你對上腹痛有哪些可能的鑑別診斷？』，然後你再把教授講義上列出的那些背出來。」說著又回頭看看報告的同學。

「好！繼續！」交代完各角色的對白之後，導演又打了一下手板：「開麥啦！」

「病患的眼睛與皮膚都有明顯變黃情形，上腹有微壓痛，但無明顯腹膜炎跡象，腹部敲診發現肝臟與脾臟……」說到這裡，導演再度喊卡：「『肝脾腫大』先不要講，要讓同學發問！」

導演指著發獃中的我，整場戲演到這裡，只有我還沒有臺詞與戲份：「就是你，當他報告完理學檢查發現後，要問他有沒有做腹部敲診，因為急性肝炎肝可能會出現『肝脾腫大』，這在教授的講義裡有提到，他最重視這個檢查。」

當晚就在反覆演練的加班中結束，總醫師直到確定每個人都記得自己的臺詞與角色後，才很滿意地放過我們。排練時，總醫師還帶我們一起去病房看這位精挑細選的「黃金病人」，確定他的症狀與各項檢查都和教授編寫的講義內容如出一轍。

接下來的幾天，我們幾個演員沒事時就會聚在一起研讀劇本（教授編寫的講義）與彩排劇情（會議報告排演），導演（總醫師）也不時關心排練進度，並給予適當的指導。

但事情並沒有預期中順利……

「出院了？那麼重要的病人怎麼會讓他出院呢？」報告當天一大早，總醫師便氣急敗壞地跑到護理站發脾氣。原本已經跟病人溝通過，大約十點鐘會有教授帶醫學生來看他，結果他居然在會議前一天出院了。

「沒辦法啊！病人說他南部老家臨時有事，堅持一定要出院。病人要走，我們怎麼可能不准他走？」負責照護這位病人的住院醫師一臉無奈地說。

「那要怎麼辦？還有兩小時就要開會了！我去哪裡生一個病人出來？待會教授要帶大家去病房進行床邊教學，這下豈不是要開天窗了？」總醫師急得如熱鍋上的螞蟻，情急之下立刻下令：「把病房裡目前住院中的肝炎病患資料全調出來！」

一筆筆檢視後，發現只有一個病人符合討論資格，可是她的症狀不典型，最重要的是，病人雖然有腹痛與皮膚發黃等症狀，但卻沒有肝臟與脾臟腫大，這個教授最重視、也最愛問的環節。

雖然事前完全沒有排練過，然而時間緊迫，教授已經在討論室坐定，總醫師只好帶著我們幾個實習醫師魚貫而入。替教授斟上茶後，總醫師向我們使了個眼色，要我們自己看著辦。

「這是一位五十九歲女性，主訴上腹痛三天，合併症狀為食慾不佳與皮膚發黃……」前面的基本主訴都差不多，主報同學開始念著病歷上的記載：「病患的眼睛與皮膚都有明顯變黃情形，上腹有微壓痛，但無明顯腹膜炎跡象。」

先前討論與套招過許多次，主報者會在這段刻意留下伏筆，讓另一人舉手發問關於「肝脾腫大」的問題，但原先的劇本是病人有典型的肝脾腫大症狀，這位臨時安排的病人卻沒有，總不能無中生有地亂編，要是教授親自診視病人可就穿幫了。

「請問你有做腹部敲診嗎？病人有沒有肝臟與脾臟腫大？」到目前為止，一切都還是照著劇本走，我舉手發問關於「肝脾腫大」的問題，教授聽到這兒點了一下頭，顯然很滿意學生的報告。

「呃……這個病患的肝臟與脾臟，檢查起來並沒有腫大的情形。」同學停頓了一秒，還是得如實回答。

原本半閉眼睛，很享受流暢報告的教授，這時微微皺了皺眉頭。

「請問一下，為什麼你要提到『肝脾腫大』？有什麼特別的目的嗎？」急中生智，另一位原本排定最後才發言的同學，這時突然把問題拋給我。

「因為對診斷肝臟疾病來說，『肝脾腫大』是一個相當重要的症狀，這在教授編寫的講義第十六頁有提到，教學總醫師也再三提醒我們這件事很重要，所以即使這個病人沒有這種症狀，我們仍然要特別注意。」我不知道是哪來的神來一筆，很順利地化危機為轉機。

整場會議就在教授親自示範如何用腹部敲診評估「肝脾腫大」中完美結束，他也非常滿意地誇獎總醫師，把這批醫學生教得很好。

總醫師的晉升之路，就在眾醫學生的共同努力下，邁向康莊大道……

10

面子誠可貴，生命價更高

進入醫院實習的第一天，我們幾個菜鳥就被總醫師召集，他很嚴肅地告誡：「實習醫師已經算是半個醫師，需要第一線處理病人的問題。不過請切記半個醫師仍不是正式醫師，如果遇到超過自己能力範圍的狀況，一定要往上通報。」

說著他拿出值班表，上頭密密麻麻詳列了值班醫師名單，包括第一線的實習醫師與第二線住院醫師，以及負責所有病房的總醫師。實習階段將會開始第一線面對病人，並訓練處理病患問題的能力，然而在醫師訓練與病患權益之間，往往很難拿捏。因此院方有多套監控系統，避免因單一醫師犯錯，而造成病患安全損失。

「我們要如何判定什麼狀況可以自己處理，什麼狀況要尋求支援呢？」其中一位同學忍不住發問。

「任何狀況！只要你覺得有疑問，千萬不要逞強。你們畢竟剛進醫院，對很多突發狀況經驗不足，如果把事情都攬在自己身上，不僅影響病患的安全和權益，甚至可能惹醫療糾紛上身。」總醫師的話讓我想起前幾天的職前訓練，院方的法律顧問也提了好幾個醫療糾紛案例，共通點都是實習醫師誤判情勢，錯失了治療時機。

「要求你們有事就向上通報，是保護實習醫師，千萬不要怕麻煩學長姐，大家都很樂意協助你們的。」最後總醫師又再度提醒我們一次。

今晚是我人生第一次值班，上工前我把學長整理的病房教戰守則又讀了一遍，除了常見的病患問題處理之外，最後一條的最高指導原則仍是：「凡事皆不可輕忽，只要有疑慮，立即向上通報！」

突地電話響起，是護理站打來報告病人狀況：「有個五十七歲女性病患，現在主訴頭有點痛，請你過來評估一下。」

初次接到這樣的電話，心裡相當忐忑不安，腦海裡快速思索著教科書上對於頭痛原因的分析。事實上頭痛的原因何其多，從簡單的傷風感冒，到腦腫瘤都有可能，想好接下來該做的評估與治療方式後，我快步向病房走去。

「我剛才午睡起來，就覺得頭痛痛的。」婦人皺著眉頭跟我抱怨。

「請問還有什麼症狀嗎？」邊問我邊拿出新買的筆燈和神經鎚，檢查病人的瞳孔與肢體反射，一切正常沒有異樣。

「因為痛得厲害，所以剛才的晚餐都吃不下。」

「那麼痛？」居然痛到食慾不振，我直覺認為這非同小可，這時腦海中閃過教科書上的一句話：「顱內壓上升會有所謂的『爆炸性頭痛』。」

「妳現在有覺得頭快要爆炸的感覺嗎？」

這時病人表情痛苦地說：「我每天下午都這麼痛，痛得快爆炸了。」

這下可不得了，我不敢遲疑地立刻向上通報，請值班的住院醫師學長趕來協助：「有個病人出現顱內壓上升的症狀，要不要馬上做電腦斷層？來排除腦出血或腦腫瘤的可能？可能需要緊急會診神經外科進行開顱手術！」電話中我把背得滾瓜爛熟的顱內壓上升處理原則一口氣背給學長聽。

學長診視了病人之後，交待護理師給她吃一顆止痛藥就可以。

我對於這麼簡單的處置感到相當意外。

當我還想多問些問題時，學長似笑非笑地跟我說：「基本上先想嚴重的疾病是正確的，不過病人這次住院的原因是腸胃炎，有什麼原因會讓她顱內壓上升？況且這種緊急的問題更不會『每天』都出現。應該只是病房冷氣溫度太低，所以才會導致頭痛。」

「可是教科書上特別強調『爆炸性頭痛』，我剛才有特別問她，是否感覺頭快要爆炸了？」

「這種敘述相當主觀，你去問十個頭痛的病人，裡頭可能有九個半都會說『頭要爆炸了』。就像你剛才十萬火急地把我叫來，我現在也覺得頭很痛，『快要爆炸了』。」

隨著一天天過去，在數不清的值班夜中也漸漸能處理大部分病患的不舒服。實習接近尾聲的那個月，雖不敢說自己經驗豐富，但至少各種大大小小的狀況也處理過不少，承蒙師長青睞，這一年的工作表現也算褒多於貶。

這天又是我負責病房的第一線值班，護理站通報有個病人突然喘不過氣。我稍微瞭解一下病史，病患本身因為脊椎受傷而長期臥床多年，本次是因營養不良脫水而住院。然而他本身亦有多年精神病史，過去也常因情緒緊張造成的呼吸急促，而進出急診室多次。因此當診視病患後，我也認為他目前的呼吸淺快是心理因素。

「給病人吸一點氧氣就可，我認為沒什麼問題。」口頭安撫一下病患之後，我回頭這麼告訴護理師。

「我已經照顧這個病人好幾天了，他今天的呼吸狀況和平常不一樣，要不要抽血或照X光檢查？」負責的是一位資深護理師，她似乎不太認同我的做法。

「不用做檢查，情緒性的呼吸急促很常見。況且只要透過經驗和手上的聽診器，不是每個問題都需要靠做檢查來診斷。」我比了比自己的腦袋，很有自信地說。

「你確定嗎？『喘』是相當嚴重的症狀，要不要通報一下你的住院醫師學長？」這時護理師對我有點質疑。

「連這種小事都要通報？所以妳是不相信我囉？」當時自己的職位雖然低，但是自尊心卻很強。

不理會護理師的建議，開立了氧氣使用的醫囑之後，我很放心地離開。

約莫半個小時，同一個護理站再度來電，告知我某一床病患呼吸衰竭，且抽血檢驗發現氧氣濃度不足，胸部X光亦顯示肺炎，現在需要緊急插管。

護理站通報的正是我先前處理的那位病人。

「插管？太小題大作了吧！而且我是一線值班醫師，我沒說要插管，是誰下的命令？」

趕到護理站時，我被眼前的大陣仗嚇了一跳，值班的住院醫師與總醫師學長都已經在現場。

由於緊急插管急救是大事，身為最小的實習醫師，只能在旁邊幫忙。雖然從頭到尾都沒人責怪我過度輕忽，可是當事情忙完，我一個人在護理站生悶氣。

「為什麼要跳過我直接打給住院醫師學長？我不是跟妳說可以再觀察嗎？」我用帶點不悅的口氣詢問護理師。

「因為我覺得這樣的處置怪怪的，所以想再確定一下。」她很客氣地回答。

「說到底，妳就是不相信我！」對於自己的判斷遭到挑戰，我仍餘怒未消。

「我認為你的處置有問題，往上呈報有錯嗎？這不只是你的面子問題，而是病人的生命安全！況且事實證明，你的處理確實不對。」護理師這時也不再客氣，她的話令我一時為之語塞。

「在你成長的路上，類似的事情會反反覆覆地發生，記取教訓就好了。」學長聽到了我與護理師的爭執，適時地過來打圓場，「人非萬能，無論有意還是無意，我們都有可能會犯錯。千萬不要把護理人員對你的疑慮，當做是不信任，反而該提醒自己更小心，要感謝護理人員替我們的處置把關。」

當時的自己，對這樣的開導似懂非懂，雖說確實是自信過了頭，但仍覺得有種不被信任與尊重的感覺。

「傅醫師，不好意思直接打給你，我們這裡需要協助。」多年以後，自己成了病房總醫師，某天接到護理站來電。

「有個病人需要放置中央靜脈導管，結果值班的住院醫師一直找不到血管，已經弄了快一小時還沒放進去。病人被扎了好多針，疼得直唉唉叫，家屬也開始失去耐心。」護理師的口氣聽起來有點緊張：「我問他需不需要請總醫師來幫忙，他堅持自己可以處理，還叫我們絕對不可以告訴你。」

對於剛入行的住院醫師來說，都希望遇到需要放置中央靜脈導管的病人，除了把握機會練習之外，更把這項能力當做工作的里程碑，所以我完全能理解那種「不希望上級醫師協助，就能獨力完成」的成就感。

一聲不響地繞進病房，我看見住院醫師正用顫抖的雙手，在病患滿是針孔的脖子上尋找下針的正確位置，病患的呻吟與家屬的不耐煩更加重現場氣氛的緊張。心念電轉間，我決定立即介入處理，以免事件繼續擴大，但也盤算好若是連自己也失手，下一步的因應計畫。

「來！換個人試試看，我是值班的病房總醫師。」我一邊請護理師通知專門處理困難導管的麻醉科醫師，一邊接過住院醫師手上的針頭。

住院醫師見我出現，雖然有點意外，但也只能交給我接手。

所幸很順利地完成了整個治療過程，家屬與病患的不滿才不致向上升高，也不必請麻醉科醫師協助。

「病人的脖子比較短，所以血管不好找，除了技術之外，運氣成分相當大，我其實也沒什麼把握。」見我在五分鐘內就解決了他花一小時處理不來的事，住院醫師顯得相當洩氣，我拍拍他的肩膀，替他找個臺階下。

「對外科醫師來說，放置中央靜脈導管是很基本的能力，你會不會覺得已經是有經驗的總醫師，卻還需要麻醉科在旁邊待命，這樣很沒面子？」

「自己的面子跟病人的健康比起來微不足道，我比你有經驗的地方不在於技術，而是我知道什麼時候該向上求助。」

11

同學，你有一千塊嗎？

對於即將畢業的醫學生來說，選科算是一件人生大事，一件決定未來幾十年生活方式與生活品質的大事。因此，「你為什麼會走外科？」與「你畢業時選科的依據是什麼？」並列為這些年與學生對談或對外演講時，最常被提問的兩個問題。

當年自己還是實習醫師時，曾輪訓到某個以門診病患為主的小科[1]，既然是以門診病患為主，那代表著幾乎沒有住院病人，值班時的工作，比起病患多病情又複雜內外科輕鬆許多。也正因為這專科有著工作輕鬆、開業容易、醫療糾紛少等特性，是許多醫學院畢業生夢寐以求，矢志要進入的專科。

「有件事想要拜託，希望你能配合。」某天，一個平時甚少聯絡的女同學，突然主動打電話給我。

「什麼事？」妳說。」

「我想跟你交換下個月實習的科別，不知道可不可以？」

「為什麼？妳不是已經打算要應徵這科了？日後時間很多，何必急在這時候？」

「我聽說今年有很多人來應徵，而且都是各醫學院成績名列前茅的高手，反正你應該沒有興趣，可否把機會讓給我，如果我能先在實習時跟老師們打好關係，那對接下來去應徵應該會有幫助。」

我當然知道這樣的熱門專科，有相當高的進入門檻，除了家世背景與業外專長這些加分項目之外，最主要的依據還是在校成績。成績好的學生，有資格選專科挑醫院；成績不好的學生，選擇自然受限不少。

也確實自己的成績在班上是吊車尾，因此早已預見未來大概只能在那些沒人要走的專科中選擇，不外乎工作壓力大、時間體力付出多，又有高醫療糾紛風險的內、外、婦、兒四大科。至於那些輕鬆糾紛少的小科，與其說自己沒有興趣，倒不如說就算有興趣也沒有機會選上。

對於同學想和我交換實習課程的要求，理論上我該欣然同意以成人之美，但對方提出要求的理由，似乎帶點輕視我成績不好的意味，一口氣嚥不下，於是我硬是拒絕了她。

果然小科的工作比起內外科輕鬆不少，這晚我負責病房值班，全科的住院病患不到十個人，實習醫師只須處理病人睡不著、感冒、頭痛等小問題，要不就是做些打雜性質的庶務工作，例如幫住院醫師學長跑腿等等。當我正閒得發慌在護理站發獃時，突然某位護理師跑來叫我：「有一床病人請你過去評估一下，我覺得他怪怪的……」

「怪怪的？怎麼個怪法？」

「幾分鐘前他還和我有說有笑，但我剛才過去發藥時，卻發現他陷入昏睡而且怎樣都叫不醒。」

對於護理師的描述，我直覺有問題，聽起來不像單純的睡著，反而像是意識出現變化，若真是如此，那可非同小可。

我三步併作兩步跑進病房，發現病人已經陷入昏迷狀態，眼神明顯偏向單側，右手右腳無力地垂下。由於在輪訓本科的前一站，正是專看腦中風的神經內科，在記憶猶新之下，我猜測他應該是突發性的腦中風。

身為實習醫師，當然不敢自己作主。在向上級醫師報告後，我先將必要的抽血與檢查安排好，也請神經內科總醫師過來會診，最後向家屬做初步的病情說明，以及相關的治療計畫。病患當晚就被轉至神經內科加護病房，接受後續治療。

經過了這件事，護理師們對我刮目相看，隔天主治醫師來巡房時，也誇獎我的處置得宜。「你昨天表現得不錯，我很少遇到這麼機警積極的實習醫師，有沒有興趣來我們科？」稱讚之餘，主治醫師突然問了我這一句。

雖然我早已打定主意，將來要應徵外科住院醫師，但主治醫師這句話，卻令我有點飄飄然。對於有機會進入如此熱門的小科受訓，這是在校成績不好的自己，過去想都不敢想的事。當時的我覺得，或許這是上天恩賜的機會，讓自己證明過去的成績不代表一切，只要工作認真負責，比別人投入更多心力，現時的努力也能受到肯定。

這個話題繼續延燒到隔日的晨會，連科主任聽說此事，都特別在會中將我褒揚一番。

「主任，其實我對貴科很有興趣，不知道未來有沒有機會，能留下來繼續跟各位老師學習？」打鐵要趁熱，既然主任對自己印象不錯，那趕緊拍拍馬屁，或許真的有機會出線當黑馬。

「絕對歡迎！我們科一向歡迎傑出的人才加入。」主任爽朗的笑聲，讓我覺得似乎又往前邁進一步。

「不過本科招收住院醫師，向來很重視在校成績。去年本科招生的四位住院醫師，他們四個在校名次加起來總和是六。」主任拍拍我的肩膀，「既然有心加入，你不會不知道傳統，學業成績和工作態度一樣重要。」

「喔，我知道了，謝謝主任，我個人的在校名次，比貴科全科醫師加起來還多。」我很識趣地自我解嘲，然後中止這個短暫的美夢。

幾個月後是正式應徵各大醫院專科的考季，有天聽到同學們討論著國內某家大型醫學中心，招收內科住院醫師的消息，這家醫院素來以內科訓練紮實聞名，幾乎是全國優秀內科醫師的搖籃。

「你有沒有興趣報考？」見我走過去，幾個正在研究招生簡章的同學，順手遞了一份給我。

「我想走外科，也已經向本院的教學部報名了。」我搖搖頭拒絕了他們的邀請。

「它們的考試可是玩真的，來試試看實力嘛！很多人想進還進不了呢！」

聽同學這麼說，雖然與自己的志趣不同，但也再度激起自己的不自量力，想要挑戰一番的想法。於是抱著姑且一試的心態，也跟著大家繳交報名表，想知道自己的實力如何，沒想到居然也糊裡糊塗收到口試通知。

這家醫院的考試方式是這樣的，考生三至四位一組，共同面對一位教授考官。口試內容不是自我介紹或聊天那麼簡單，而是比照專科醫師考試進行。由教授指定一個疾病，然後各考生輪流就主題發表自己所知。

例如當教授提出「高血壓」這個病時，第一位考生就要將他對「高血壓」所知道的部分盡量說出來；接著教授會問第二位考生：「針對前一位的報告，你有沒有什麼要補充或糾正的？」以此類推，教授會在考生輪流報告中評分，分出彼此程度高低。

當時我與另外三位考生一同進入某間考場，很不幸地，自己是四人當中唯一的外校生，因此在同組另三位考生很熱絡地喊著老師長老師短時，我只能坐在一旁緊張地發呆。考試鈴聲響起，教授很客氣地看著我：「來者是客，就由你先開始好了，說說你對『低血糖』的看法。」

「呃……低血糖？」一時間我有點語塞。

「是的，低血糖。」教授似乎以為我沒聽清楚，笑咪咪地把問題重複了一遍。

這時腦子裡一片空白，原本惡補的考古題與沙盤推演的必考題，此刻全都派不上用場，顯然自己的知識與能力有很嚴重的不足。

教授連同其他三位考生，一共四雙眼睛盯著我看，於是我絞盡腦汁，把自己對「低血糖」的認識一股腦給說出來，包括低血糖的定義，可能會有的症狀，可能發生的原因……

就在我再也想不出還可以再掰什麼的時候，下一位同學卻已摩拳擦掌準備補充，這時教授用眼神制止了他的發言，不慍不惱地問我：「這位同學，請問你有沒有一千塊？」

聽到這奇怪的問題，我愣了一下：「呃……有啊！怎麼了嗎？」

「醫院樓下就有一家專賣醫學教科書的書店，去買一本內科學講義，然後把它背熟。」

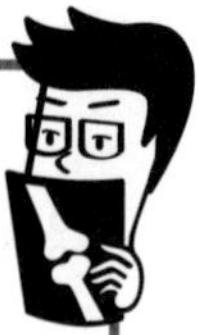

1 小科：指有別於「內、外、婦、兒」等傳統「大科」之其它專科。

12

媽，好久不見，我今天結婚

「妳就是我兒子的女朋友嗎？你們交往多久了？妳是怎麼認識我兒子的？」不用上課的假日一早，一通電話打進女生宿舍找某位女同學，劈頭就是一堆問題。

「請問您是哪位？我不知道您的意思。」被指名接電話的女同學仍一頭霧水。話筒另一端開始一連串咒罵，指責她擔誤了自己兒子的前途，女同學這時候才知道，打來的是自己男朋友的母親，交往到現在還未正式見面，沒料到第一次通上電話卻是被如此對待。

「伯母，我們之間是不是有什麼誤會？」雖然對方的態度相當不客氣，但礙於是長輩，女同學還是希望能理性溝通。

「不用假裝有禮貌！我們之間沒有誤會，請妳離我兒子遠一點，他只能交系上的女朋友！」說完最後一句話，男友母親便掛上電話，不給她任何回答的機會。

醫學系有個男同學，在社團活動中認識一位外系女生，兩人雖然在校內公開交往，但男生卻始終不敢跟家裡提起，自己交了個非醫學系的女朋友。理由是他家族很重視「血統」，男性成員都得當醫師娶醫師，女性成員就算考不上醫學系，也會想辦法相親嫁個醫師。所以他和非醫學系的女生交往，等於犯了家族大忌，長輩們都相當不滿意。

面對家族的壓力，男生總在女生面前保證：「給我一點時間，暫時先別讓我媽知道我們交往的消息，不過妳也放心，不管我媽怎麼說，她是她、我是我。」也由於學生戀情距離論及婚嫁還有很長一段路，所以女生並沒有給男生壓力。況且兩人都相信，只要真心相愛，沒有什麼難關無法度過。

可惜紙包不住火，男生的母親從兒子的電腦通信紀錄中發現這位交往中的女生，在家裡大發雷霆不說，居然直接打到女生宿舍興師問罪。在他母親的價值觀中，孩子的擇偶條件說好聽點是門當戶對，講白了就是要「血統純正」。

出了這麼大的事，男生好說歹說，才把女朋友的情緒給安撫下來：「我保證會說服家人接受我們交往的事實，一定會保護妳，不讓妳再受委屈。」

從小到大男生都走在父母規劃好的人生道路上，沒有任何違逆，但為了捍衛自己的愛情，這是他第一次鼓起勇氣反抗——在某次家族聚會前提出要帶女朋友出席的要求。

果然他母親一口就回絕這個請求：「自己家人吃飯，我不希望你帶外人回來，請問她算什麼身分？而且你當醫師的哥哥嫂嫂都會出席，一家人聊醫院裡的事，她插得上話嗎？」這些酸言酸語直指他的女友因為非醫學系出身，所以沒有資格成為家族的一分子。

「為什麼在妳的觀念裡，女朋友非要是醫學系不可？難道不念醫學系，就不會是好女孩嗎？」

「不是醫學系的也行，我在俱樂部有幾個朋友，女兒都是念法律系的，如果你喜歡也可以介紹。我說句實在話，功課不好品行自然好不到哪裡去，像這種不是念明星高中，又考不上第一志願的人，你說她有多好多好，我都不會相信的。勸你早點死心，在越陷越深之前趕緊分手！」

談話就在不歡而散中結束，溝通沒有交集的狀況下，兩人的交往只能從公開轉為地下。不幸地某天女生急性腸胃炎，男生在陪她看病時被正在醫院實習的堂哥遇見，可想而知，家裡又掀起一波風暴。

不堪龐大的精神壓力，某天男生在女朋友的懷裡情緒崩潰，女生心中暗自做了決定，該面對的還是得面對。

她打算和男友的母親談一談。

「伯母，我知道您不喜歡我，但請給我幾分鐘時間好嗎？」刻意選了個男生有課的時間，女生邀請男生的母親在學校附近的咖啡廳見面。

「我的耐心跟時間有限，有什麼話就快說吧！」

「除了不是醫學系學生，請問我做錯了什麼？還是我可以改正什麼嗎？」

「考不上醫學系，能力不足不是妳的錯，錯是錯在跟我兒子交往，錯在妄想攀上我們家，妳能改正的就是自己離開。」

「在您的眼中，難道非要念醫學系才有前途嗎？難道只要不是醫師，就不配和你們家的人交往？」一直隱忍著的脾氣，終究耐不住一再的冷嘲熱諷而爆發，況且這樣的嘲諷一點道理都沒有。

「跟我說這些沒用，這些話妳可以去找個跟妳一樣水準的人說。我想妳也知道，你們兩個在一起沒有人會祝福。現在妳對他來說還有新鮮感，所以他不惜與家人對抗，如果逼我使出殺手鐧，到時候換他要求分手就難看了。」

這位母親說到做到，她用斷絕經濟來源和緊迫盯人的方式進行全面控制，房租水電費都由她直接支付，每一筆吃飯交通購物的費用都必須透過發票來請款，讓男生口袋裡沒有多餘的一毛錢。去任何地方都必須報備，不時還突擊檢查他的通信與通話紀錄。

長時間的經濟、時間與精神壓迫下，這段學生戀情終究以分手收場。

畢業後進入醫院工作，男生所做的第一個決定就是搬出去外面住，擺脫母親的監視與經濟獨立後，他遇到了生命中的第二個女孩，一位同單位工作的護理師。

「住在外頭還習慣嗎？有沒有遇到適合的對象？需不需要幫你介紹？」偶爾母子還是會在電話中聊上幾句，母親對孩子這些年都沒交女朋友有點著急。

「我現在有女朋友，是院內同事。」

「真的啊！那太好了，改天請她回來家裡吃飯。她是哪一科的？」

「她不是醫師，她是護理師，心地很好，我很喜歡她。」

「你怎麼講不聽呢？學生時代玩玩就算了，已經出社會要結婚的人，為什麼不交個女醫師呢？」母親又開始向他說教，還是脫不開成績、頭腦、品性、家教等與婚姻融洽風馬牛不相及的邏輯。

「媽，對不起。我已經從家裡獨立，請尊重我的選擇。」這一次沒有大吵，沒有咆哮，男生很冷靜地掛上電話。

這天晚上，正是小夜班護理師忙碌的時候，一位怒氣沖沖的婦人在護理站破口大罵，音量之大引起許多病患與家屬側目。

「我要求妳馬上跟我兒子分手，不准再糾纏他！」自己的兒子不受控制，失去理智的母親把矛頭轉向女主角。

「妳知不知道自己在說什麼？是妳兒子主動來追我的。」女主角也不是省油的燈，對於沒來由的謾罵，她毫不客氣地回擊。

或許早已習慣了人家看她臉色，如今竟接二連三被兒子和自己口中的壞女人頂撞，這位母親更是怒不可遏。

「這種事一個巴掌拍不響，妳敢說不是因為他醫師的身分才接近他？妳敢說不是因為看上我們全家都有綠卡？妳如果不接受追求，他也不會跟妳在一起。」

「我們的感情是因為對彼此的珍惜，不是因為對方的身分地位。」

「妳以為他護著妳，就不用在乎我這個母親嗎？就算你們不分開，也不可能進得了我們家。而且我們全家族都是醫師，妳能有什麼地位？妳被瞧不起我管不著，但家族的人會怎麼看我兒子，難道妳希望他為了妳，跟家族斷絕關係嗎？如果妳真的愛他，就替他想一想。」男友母親最後這句話，提醒了女生自己午夜夢迴曾經想過，但一直不敢面對的事。

接下來的幾天，她陸續接到護理部高層的關心，雖然長官沒辦法干涉部屬的私生活，但也不諱言地說，她男友的父母是醫界有力人士，透過許多管道向院方施壓，希望她知所進退。

「你的家人不接受我，不是我的錯；你沒辦法讓家人接受我，也不是你的錯。你母親說的對，勉強的結合對你我都不好，我也不想成為破壞你與家人關係的罪人。不要再找我，回去當你媽的好兒子吧！」某晚男生回到兩人同居的套房，發現人去樓空，只有一張簡短的字條。

「為什麼要放棄？放棄不就讓她稱心如意了嗎？」女友的同事說她匆匆辦理離職後便不知去向，男生發了瘋似地撥打著已關機的電話，心碎的他在語音信箱中留下這段話。

那天之後，女生與他斷了往來；同樣的，他也與家裡斷了往來。家族的聚會他再也沒參加過，年夜飯的位置永遠少他一人。母親打過幾次電話給他，不是不接就是接了馬上掛斷。試過到他工作的醫院找人，得到的消息竟也是已經離職。

「妳知不知道妳哥現在在哪裡？如果聯絡得上他，叫他有空回來吃飯。」即使這兩年音訊全無，做母親的仍惦記兒子，她知道女兒跟哥哥向來感情很好，或許知道點消息。

「哥哥目前不在國內，他兩年前就申請出國攻讀博士了。」

轉眼過了四年，這位老同學順利取得博士學位歸國，我們幾個好朋友幫他辦餐會接風，席間他提到近期將在國內補辦婚宴，妻子是當年離他而去的那位護理師。

「天下如此之大，你們怎麼能夠重逢？」我對這份得來不易的緣分相當好奇。

「也不算重逢，是我追到美國去。」酒杯放下，他幽幽地說著這些年的遭遇，「我輾轉從彼此的朋友那邊得知，她一個人出國遊學散心，二話不說機票買了就追去，剛開始她仍不願復合，之後終於慢慢讓她重新接受這段感情。為了遠離無謂的煩擾，我索性申請國外的學校進修，所以兩個人就在異鄉重新開始了。」

「家裡那邊呢？你媽對這件事有什麼看法？」當年他母親的種種事蹟，幾乎無人不知、無人不曉，我們也知道自此之後，他便與家裡斷絕往來，因此另一個朋友很直覺地關心。

「再說吧！我還沒想好。」沉吟了一會，他似乎不想談這個敏感的話題。

「我回臺灣了，今天中午一起吃個飯吧！」雖然電話那頭口氣冷淡，但聽到失聯已久的寶貝兒子打來，做母親的還是喜出望外。
「你這幾年好嗎？最近在忙些什麼？」
「我過得很好，今天中午結婚。」

2 CHAPTER

住院醫師的一天又一天，一年又一年

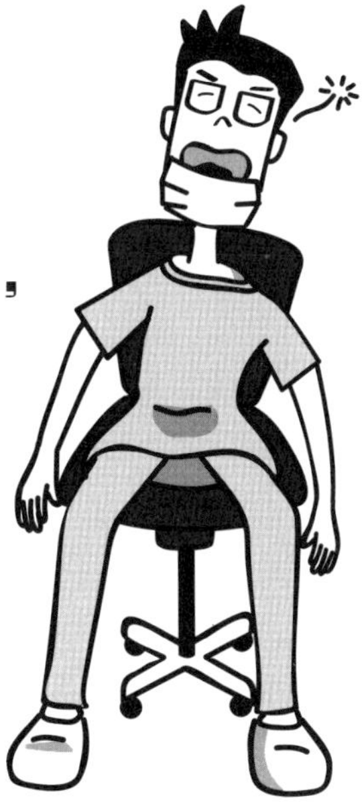

01

什麼？你居然有醫師執照！

醫界雜誌裡刊登著滿滿的求職廣告，我對其中一家小型地區醫院很有興趣，它目前有短期住院醫師的職缺需求。

當年醫學院畢業剛考過醫師執照，在正式投入住院醫師訓練職場前，有幾個月的短暫空檔，我找了一家醫院「打工」，一方面累積些臨床經驗，二方面也賺點零用錢。

投出履歷的當天下午，我便接到院長室來電，表示歡迎我過去面談。

「基本上本院平日的工作都有正職住院醫師負責，但夜間與假日的值班人力較為吃緊，所以有需要你協助的部分。雖然你只是來擔任短期人力支援，但若有興趣在本院接受長期訓練，我也相當歡迎！」院長是某家大醫院的教授，退休後被挖角到這兒來擔任主管，他很客氣地向我介紹這家醫院。

「不過我們小醫院畢竟不同於醫學中心，有些地方就請你多擔待。」

「院長您言重了，謝謝您給我這個機會！」

面談在愉快的氣氛中結束，隨後人事室的行政人員向我介紹了工作職掌與敘薪制度。我也立刻拿出自己準備好的履歷，包括在校成績單與醫師執照證書。

「哦？你有醫師執照？」人事室的這句話令我有點不解。

「呃……有啊！請問有什麼問題嗎？」

「沒問題！沒問題！有執照就更好了。」這句話不但沒有解答我的疑惑，反而讓我有種說不上的詭異感。

面談後的隔週便正式上班，為了早點熟悉環境，我下午兩點就提前到病房報到，熟悉電腦系統操作與各項工作常規。

「您好，我是今晚的值班醫師，請多指教。」護理站內有幾位護理人員，我走進去向他們自我介紹。

「值班？不是晚上五點才開始嗎？你來得太早了。」

「我第一天上班，想先來熟悉一下。」

護理師們似乎懶得理我，只是指了指病房角落的值班室位置，然後說：「醫院後面有一家小說漫畫出租店，旁邊有幾家小吃還不錯。值班室在那邊，記得回來睡覺。就算不回來，電話也要接要回。」他們的回答再一次讓我感覺詭異。

走進值班室，撲鼻就是嗆濃的菸味，對於晚上要在這個值班室過上一夜，我不禁皺起眉頭。正當我想把書桌上散落的漫畫雜誌歸位，替自己找個適合閱讀的空間時，幾位住院醫師走了進來。

「學長好！我今晚來支援病房值班。」我趕緊起身跟學長們打招呼。

「這麼早就來了？不錯！有前途。」一位學長操著不太標準的國語，聽起來不像本地人。

「漫畫跟雜誌你想看就看，不用客氣。」另一位學長也很友善地招呼我。

「既然你已經來了，那病房的事情就交給你，我們先走囉！」說著幾位醫師就把隨身的公務電話擺在桌上，在我詫異的眼神中，頭也不回的離開。

當晚我接到護理站通報，有位住院病患主訴胸口痛，這也是我在這家醫院處理的第一個狀況。

「我知道了，現在馬上過來。」延續過去實習時養成的習慣，我會親自診視病患再下醫囑，況且「胸痛」是個可大可小的問題，因此我套上白袍走出值班室。

「你居然在醫院裡？」電話還拿在手上，護理師似乎對我立即出現感到意外。

「我在值班室待命啊！值班時間留在醫院裡，不是理所當然嗎？」我對護理師的問題感到疑惑。

「那請你也把這個觀念傳達給你那些學長。」

評估完病人胸痛的情形後，我走回護理站，打算幫他安排心電圖檢查，以排除可能致命的心肌梗塞。

「心電圖？已經八百年沒有醫師在病房做心電圖了。」護理師似乎對我的處置感到不可思議，「我以為又是『OK』醫囑。」

「『OK』？什麼意思？」

「O就是observation（觀察），K就是Ketoralac（一種鎮痛解熱藥物）啊！你的學長們永遠只有這兩招。反正任何不舒服，打了針之後都會緩解，其他的就等白天主治醫師來再說了。」

「胸痛這麼嚴重的問題，怎麼可以只是觀察或打止痛針？」一連串詭異的遭遇，我開始懷疑自己到底是在什麼樣的醫院工作，所見所聞都與過去所學大相逕庭。

心電圖沒有明顯心肌梗塞的證據，症狀也在藥物治療之後獲得緩解，於是我交代護理師，如果還有狀況，再馬上通知我。

「你跟其他醫師不太一樣，感覺很厲害又很認真，怎麼會想來我們這種小醫院上班？」經過一整晚的相處，大家比較沒那麼陌生，護理師也開始和我閒聊。

「你們太過獎了，我過去實習時都是被這麼要求的，而且我才剛畢業，臨床經驗還有很多不足。」

「你跟那些正職的住院醫師比起來好多了！每次病人有不舒服，都要我們三催四請才願意來看一下病人，甚至好幾次，他們人根本不在醫院裡。」一提到這些住院醫師，護理師們忍不住大吐苦水：「他們雖然年紀比你大，但處理事情的能力根本不配當你學長。」

「希望你快點考過醫師執照，好好去大醫院受訓，將來的前途不可限量。」一位資深的護理師這麼勉勵我。

「我已經有醫師執照了。」

「你有醫師執照，怎麼那麼強？那為什麼還要來這裡？」又一次，我遇到了自己無法回答的怪異問題。

「考過醫師執照不是最基本的嗎？而且沒有執照，就沒有資格幫病人開立醫囑吧！」我實在不理解，只是有醫師執照而已，到底強在哪裡？

「這些話你去跟那些學長們說吧！」護理師還是笑了笑，今晚已經不知道是第幾次聽到這句話。

雖然沒什麼大事，但值班待命的心理壓力，還是讓自己一整晚都沒辦法睡好。隔天早上我還在值班室補眠時，就被大聲喧譁的聊天聲給吵醒，眼睛一睜開，我被眼前的景象給嚇一大跳，沒想到這群住院醫師學長就在值班室裡打起麻將。

「不好意思，吵到你了。」

「等會我要開刀，這個位子給你頂一下。」

「我不會打麻將，謝謝你。」受不了值班室裡的菸味與嘈雜的環境，我決定起身逃離。

「聽護理站說，你有醫師執照？那你的值班費一班多少錢？」正當我準備離開時，其中一個剛摸完牌的住院醫師，頭都沒抬的問我。

當我很誠實地說出自己的值班費後，意外地引起他們的熱烈討論。

「果然有執照就是不一樣，價碼比我們多好幾千。」

「我上次考試只差兩題就通過，相信下次一定沒有問題。等我考過醫師執照，一定請所有人吃飯！」

「少來了啦！這句話我已經聽你講兩年了，再給你兩年我看也考不過。」

這段荒謬的對話，再度帶給我驚奇，原來他們就是傳說中的「萬年實習醫師」。過去在準備醫師執照的國家考試時，總聽學長姐說，務必一鼓作氣一次考過，否則考越多次反而會越考不過，最後淪為密醫，或是只能以實習醫師身分在有執照的醫師下做事，永遠不能成為正式醫師。當時我一直以為這只是玩笑話，原來這種人真的存在，而且我目前居然和這些人共事。

經過如此強烈的衝擊，我漫無目的地在醫院中閒晃，看著排隊看診拿藥的人潮、忙進忙出的各級醫事人員，一切是如此的自然，卻又如此的不真實。不知不覺來到手術室門口，有臺小手術目前正在進行中，由於自己將來想走外科，因此我換了手術服進去觀摩。

手術正如火如荼地進行中，我卻沒見到主治醫師，反而是值班室裡那幾個住院醫師中的一人在執刀，只見他俐落熟練的手法，技術不輸有經驗的主治醫師。「開了這麼多年，這些技術對我來說實在沒什麼，現在的我，只缺一張醫師執照。」手術結束後，學長語重心長地跟我說，我相信這是他的肺腑之言，但仍有種說不出的詭異。

隨著自己正式工作的報到日到來，我也將要結束這裡的短期支援。經過一段時間的觀察，我慢慢瞭解某些中小型醫療院所的生態與難處。

病人會來這裡就診，多半不是因為生了什麼重病，只是利用健保資源找個地方躺幾天，順便賺點私人保險的住院理賠金；條件好的住院醫師不會來這裡工作，只有考不上醫師執照的醫學院畢業生，走投無路之下才願意「窩」這裡；而醫院本身也沒辦法提供好的訓練環境，來延攬有能力的住院醫師，種種惡性循環之下造就這個荒謬的現況。

辦理離職手續的那一天，院長找我到辦公室坐坐：「這陣子謝謝你的幫忙，我相信你一定有發現本院存在著不少問題，說說你的看法，或許可以讓我做為經營醫院的參考。」

既然院長都這麼開口，況且他看起來相當有誠意，我很熱血地把自己所見所聞，一股腦全說出來，最後也提到希望院長一定要好好改革。

「你說的問題我都知道，不過執行起來沒那麼容易。你是我這些年見過最優秀的人才，要不要考慮留下來當正職住院醫師，我們可以一起努力。」

微笑告別了院長，我幾乎是奪門而出地離開這家荒謬的醫院。

02

手術室外的食人魚群

「你太過分了，居然搶我的刀！」一大早兩個住院醫師就在值班室裡吵了起來。

「我又不是故意的。」被罵的那人兩手一攤，似乎充滿無奈。

事情的導火線是前夜連續來了四臺緊急手術，但護理師卻沒有通知負責手術室值班的住院醫師，反而是另一位沒值班的住院醫師把四臺刀都給開完。值班的人以為整夜都沒事，一覺到天亮才驚覺自己錯過了四臺刀，這對正在累積手術經驗的住院醫師來說，當然不是好事。

「妳怎麼不通知我有緊急手術？班表上明明寫得很清楚，我負責昨晚手術室的第一線值班啊！」他氣沖沖地跑去手術室找護理師興師問罪。

「是你同事說不用通知你的啊！他說你白天的工作很辛苦，所以他來分擔你的工作，讓你休息一下，我以為你跟他已經事先講好了。」護理師被罵得一臉委屈。

「妳被他給騙了！值班是我們住院醫師最好的練習機會，能多開一臺是一臺，誰會希望自己的值班時間風平浪靜？」

「你既然那麼想學，何必被動等我們通知？像你同事就很積極，明明沒有值班還主動留下來幫忙。」護理師的這番話令他氣結。

悶了一肚子火沒地方發，他憤而質問同事，同事卻露出無辜的表情：「我知道你白天的工作很忙，所以晚上來幫你分擔工作，讓你睡飽點也不對？」

「你少得了便宜還賣乖！」

大家都是為了替自己多爭取些開刀機會，心結卻也因此種下。住院醫師雖然是同門師兄弟，但彼此也是競爭對手，「搶刀」的風波時有所聞，自從這次事件之後，為了職場和諧，大家有默契不去碰觸同事的工作範圍。

某天中午，大部分的人都利用空檔去吃午餐，但手術室裡卻瀰漫著詭譎的氣氛，四位資深住院醫師坐在空蕩蕩的手術室，不發一語地各做各的事。

「大家都去吃飯了，你們幾個在這裡幹嘛？」一位護理師走進來，準備下午手術要使用的器械，「下午要接受手術的病人不會那麼快就進來，他現在還在等候室做麻醉前評估，快點把握時間去吃飯！」護理師很不理解，為什麼眼前這四個人會在此時出現。

「我早上的事剛忙完，下午正好沒事，所以過來找大家聊天。」

「醫院空調好像有點問題，只有這間手術室比較涼快。」

「我積欠了好幾天的病歷沒寫，護理站的電腦不夠用，我來借用手術室的電腦。」

「我有事要向下一臺刀的主治醫師請教，所以在這邊等他過來。」

「隨便你們吧！休息時間不趕緊休息，沒事還杵在這裡，而且理由一個比一個還奇怪。」護理師不想理會他們，自顧自忙等會手術的事。

下一臺刀是相當複雜的胰臟癌切除，可以算是住院醫師生涯的指標性手術，進行這項手術，不但能熟悉肝膽胰相關的解剖位置，並且能學會將血管與腫瘤剝離的細膩手法。因此只要聽說哪個主治醫師有排胰臟癌切除，所有的總醫師都會摩拳擦掌，希望能爭取到開這臺刀的機會。

下午排刀的是科內的年輕主治醫師，技術好又熱愛教學，四個總醫師各懷鬼胎，大家都在打這臺刀主意，因此把握時間先進來卡位。見其他同事不約而同都出現在這裡，當然知道彼此的意圖，只是沒有人願意說破。

時間一分一秒過去，沒多久護理師們推著將要手術的病患進來，四個人如觸電般跳起來，虎視眈眈地看著病人。

「有件事情得麻煩你，下午有位主治醫師請假，他的門診需要人代理。雖然已經限制不能掛號，但名單上仍有五位左右的病人，所以請你過去協助。」其中一個人突然開口，把工作分配給站在他旁邊的同事。

「為了幾個病人，就要我在診間枯坐一個下午，沒有別人能去看門診嗎？我想留在手術室裡。」被分配工作的住院醫師，語帶抱怨地抗拒命令。幫主治醫師看門診是住院醫師最不愛做的苦差事之一，更何況還是該在手術裡磨練技術的關鍵時期。

「我想來想去就屬你最適合，你知道的，門診最好是由資深一點的住院醫師來看，要是沒有處理好，連帶讓主治醫師不高興……」說到這兒，他略停頓了幾秒：「其實掛號的病人不多也好，剛好趁這個機會休息一下，手術室的工作就不用麻煩你了。」

「你故意在這個時候才說，用意太明顯了！」

「不好意思，這個月我輪值行政總醫師，所以請你尊重遊戲規則。」

行政總醫師一職由幾位資深住院醫師輪流擔任，負責全科的人力調配，因此有權力決定每位住院醫師的工作，此時他皮笑肉不笑地把同事給調離手術室。

把想開的刀安排給自己，這早已是不成文的慣例，也是行政總醫師這個職務的最大優勢，但不是每位住院醫師都願意接受被分配的工作，過去幾屆的學長姐們，甚至曾因為私人恩怨，刻意把吃力不討好的爛工作塞給同事。只是一般來說，就算每個人多少都有私心，但不致於太過分，總是要考慮到今天自己怎麼對人家，改天換人家排班時，就會怎麼對自己。

「你……給我記著。」被安排去看門診的住院醫師，心有不甘地離開，顯然很不滿這個決定。

四個競爭者現在少了一人，另外三個你看我我看你，手術還沒開始，就已充滿山雨欲來風滿樓的氣氛。

「請問『行政總醫師』，我們接下來的工作是什麼？」幾個總醫師裡就屬這位最有心機，最愛搞小動作，因此其中一個人刻意加強了語氣，諷刺他充滿私心的安排。

「隨便你們想做什麼就做什麼，總之我要開這臺刀。」

劍拔弩張的空氣中，行政總醫師的電話突然響起，「是，主任！」見號碼是主任來電，他趕緊接了起來，豈料電話那頭的破口大罵，音量大到其他人都聽得見，似乎是某個住院病人的檢查沒有聯繫妥當。

「我……我開完刀馬上處理。」他結結巴巴地回答著，但電話那頭並沒有因此放過他。

「是，我現在立刻過來。」電話掛上，他灰頭土臉地被主任召回病房，趕去處理自己搞砸的爛攤子。任他機關算盡，卻仍功虧一簣，而其他兩個同事也只是冷眼看著他離開。

眼見競爭的對手又少一個，剩下的兩人當然更是誰也不讓誰。這時主治醫師走了進來，見到兩個總醫師已經在這裡待命，不由得發出會心一笑，他自己當年也經歷過這一段。

「你們要不要在門口打一架再進來？」主治醫師開了個玩笑，「住院醫師爭取機會是人之常情，可是大家都是同門師兄弟，為了一臺刀傷感情不值得。」

聽主治醫師這麼一說，兩人有點尷尬地低頭不語。最後雙方各讓一步，兩個總醫師一個負責前半段的腫瘤切除，另一個則負責切除後的重建，也結束了這場荒唐的鬧劇。

同門師兄弟就像一家人般，或許偶有磨擦，但磨不去一同奮鬥的革命情感。這天一早值班室裡的大夥兒，圍著一位總醫師祝賀。

「恭喜你啊！喜獲麟兒。」

「謝謝！謝謝！」開心之餘，他發黑的眼眶卻盡顯疲憊：「前天值班，急診送來需要緊急手術的病人，一整晚沒停過。昨天也是忙一整天，下班回去本想倒頭就睡，沒想到我太太居然破水陣痛，小朋友比預產期早了兩星期到來。」

「那家裡的事情忙得過來嗎？」新手爸爸的慌亂，已經是過來人的另一位同事很能感同身受。

「當然是一團亂啊！我父母今天才會從南部上來幫忙，所以我得在病房陪我太太還有小孩，問題是我的老闆今天排了三臺肝臟的大手術，我看是得開到晚上了。」他嘆了口氣，不知道今天該怎麼過。

對外科總醫師來說，手術結束的時候，才是下班的時候。

「這你不用擔心，安心去陪家人吧！相信主治醫師一定會體諒的，工作有我們幾個頂著。」本月輪值的行政總醫師這時很乾脆地說，此時他腦中已經想好因應的調度，讓同事能專心照顧家人。

「真的太感謝你們了！還好有你們這群好兄弟。」

「別這麼說，大家互相支援是理所當然的。」

新手爸爸拎著餐點來到產後觀察的婦產科病房，妻子對他這時候的出現，感到相當意外：「你今天不是要開刀嗎？怎麼有空過來？」

「我已經拜託同事幫忙了。」

「那怎麼好意思？大家不是都有自己的工作？」

「還好吧！我看他們很開心。」他語帶輕鬆地說出這句耐人尋味的話。

另一頭幾個住院醫師看著電腦上的手術排程：「他的三臺肝臟手術，我們一人一臺！」

03

既然來面試了，就順便開個刀吧！

「你接下來有什麼打算？」

「還沒想好，應該會回去南部老家附近找工作。父母年紀大身體不好，我想就近照顧他們。」

「主任有幫我介紹醫院，對方院長約我過幾天去談談。」

住院醫師的最後一年，也是同門師兄弟準備各奔東西，展開下一階段人生規劃的時候。這天幾個即將完成訓練的總醫師們，下班後聊著未來的工作。有人透過醫界前輩介紹醫院，也有人自己向有主治醫師職缺的醫院投履歷表應徵。

「基本上像我們這樣具備專科醫師資格，又是大型醫學中心訓練合格的醫師，是不致於找不到工作，只是薪水和工作內容未必盡如人意。」一位同事分享前不久他去應徵的經驗：「有些醫院會把最吃力不討好的工作，塞給新進主治醫師，要不就是薪水低得可憐。有家醫院的院長，甚至要求我在他們醫院再多當一年住院醫師，還要以第一作者發表論文，他才願意視工作能力決定是否讓我當主治醫師！」

「這豈不是變相的廉價勞工？」另一個同事聽完，有點詫異地說。

「是啊！好的職缺都必須靠關係。如果有老師願意寫推薦信，對方不看僧面也看佛面，條件和待遇一定比較好。」

「這也沒有辦法，畢竟手術技巧和工作能力這種事，很難用文字描述或是用數字來量化。就算你專科醫師考試的成績再高分，也不等於刀開得很好。」同事嘆了一口氣，道出自己對未來的不確定感，還有找工作時遇到的挫折。

本月由我輪值行政總醫師，負責全科人力分配，這天一早一位同事向我預告後天的行程：「後天早上我想請半天假，有家醫院的主管約我過去面試。」

「你還需要面試？會不會太大材小用了？況且面試要考什麼？外科醫師的工作能力豈是面談個一小時就看得出來？」同事打算應徵的醫院規模不大，本身雖然也有訓練外科住院醫師，但可想而知訓練品質絕對比不上大醫院。照理來說以我們一級醫學中心訓練出來的專科醫師，去那邊當主治醫師應該游刃有餘，所以我對他的「面試」充滿疑問。

「我也不知道，只能盡力準備囉！或許只是做做樣子吧！」同事無奈地聳聳肩。

面試日當天，我刻意讓這位同事在上午輪空[1]，畢竟今天是他的重要日子；另一頭，同事比約定的十點鐘還提早半小時抵達應徵醫院，手上抱著一大疊代表訓練成績的手術紀錄與自己歷年在醫學會上所發表的論文。等待與主管面試的這段時間，他腦海中仍不斷思考對方可能會問的問題。

「歡迎你加入本院團隊！」主管一進辦公室，便很熱情地搭著他的肩，一點架子也沒有，與他想像中嚴肅的面試完全不同。

「不錯不錯！資歷很完整，專科醫師證書、國際論文發表、又是一級醫學中心訓練的高徒，非常符合本院的需求。」他將精心準備的履歷遞上，主管只翻了前幾頁就把資料闔上，似乎也沒有要考他的意思。

「本院正在全力發展階段，未來還有兩棟大樓即將落成，所以只要是人才，我們都很歡迎。」原本該是他向主管報告自己過去成績，現在反而是主管向他介紹醫院未來的願景與發展藍圖，甚至還談到可以送他出國進修，儼然已經將他當成未來的一分子。

「目前本院也有幾位受訓中的住院醫師，當然能力上一定比不過你們這些在一級大醫院訓練出來的好手，所以未來當了主治醫師，要好好幫我教教他們。」

「那是一定的，如果有機會來這裡服務，我會盡全力幫忙。」受到如此禮遇，同事只覺得受寵若驚，一切都太順利了。

兩人相談甚歡時，一通電話打進辦公室，主管接起後只回答了一句：「我知道了，馬上過來。」

「走！我帶你四處參觀一下，順便讓你瞭解一下本院手術室的規模。」主管熱情地在前頭帶路。

手術室裡，一位病患已經完成麻醉手續，躺在手術檯上。正在工作中的眾人見主管進來，紛紛抬頭問好。

「這是一個六十四歲女性，診斷是胃癌第二期。我知道你們大醫院裡，治療這類病患的經驗很多，想聽聽你的高見。」主管向他簡短介紹一下病人狀況，便把球丟給他。

該來的還是躲不掉，好聽點說是聽聽自己意見，其實就是紮紮實實的考試。好在胃癌處理不是什麼困難的問題，他很詳細地把胃癌的病生理學、診斷標準與治療方式，完整講了一遍。

「所以我認為這個病患，目前應該接受次全胃切除手術，並加上腫瘤附近的淋巴腺清除，以降低復發機率，最後再以病理報告的期數，決定是否進行手術後的輔助性化學治療。」由於考題正是自己拿手的項目，他很有自信地回答著，主管邊聽邊點頭，似乎相當滿意。

「好好向人家學學，不但刀開得好，書也讀得仔細。」主管誇獎之餘，也向手術室內其他住院醫師介紹他：「這位醫師今年底將要加入本院外科團隊，希望你們能夠多跟他學習。」

「去換手術服吧！我們一邊開一邊聊。」主管突如其來的這句話，令他不知該如何回答，「我們未來的主治醫師，今天向你們示範標準的胃癌切除手術，讓你們知道大型醫學中心訓練的水準。」主管看看他，又看看在場其他住院醫師。一時間，手術室裡每一隻眼睛都盯著他看。

「收到你的履歷表之後，我就聯繫過你們主任，他對你的能力相當肯定。連在本院進行醫療工作的報備公文也簽好了，所以你就放心開，我相信這臺刀對你來說一點困難也沒有！」見他遲遲沒有動作，主管繼續笑笑地說：「而且要晉升外院訓練的住院醫師，你的技術總要讓我們的住院醫師服氣才行。」

這時候他才知道求職市場的殘酷，自己的能力不是用過往學經歷就能表現，而必須在實戰上讓人秤斤論兩地斟酌。

今天科內的手術臺數相當多，到了下午兩點出現人力吃緊的問題。手術室問我是否還有多餘人力能夠調度，我想起早上請假的同事，這時候應該已經回來上班了。

手術室護理師依照我的指示打給他，但電話那頭接起的卻是女聲：「他現在正在手術中，不方便接電話。」

「手術？不可能！我負責今天的人力調度，沒有我的分配，他不可能在開刀！」當護理師向我回報同事目前狀態，我立刻嗤之以鼻，覺得他一定是找藉口偷懶。

「不要騙人，今天全科的手術室都歸我管，請問他在哪一間開刀？」接過電話
我打算直接拆穿他。
「他目前不在貴院。」

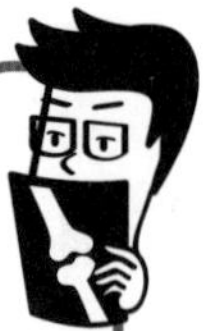

1 輪空：沒有安排臨床工作。

04

老公，好久不見！

「今天你的老闆排了十二臺刀，有可能開得完嗎？」週四一早看到我本月所跟的主治醫師[1]的手術排程，同事用帶著疑惑與同情的語氣問我。

「我也不知道，昨天我已經問過主治醫師這個問題，他自己也很頭痛，指名要他開刀的病人實在太多了。」

本月我的老闆是院內的名醫，擁有著大量慕名而來的病患，與來自院內其他醫師的指定會診，因此每個手術日永遠有開不完的刀。

「就算一臺刀只要兩小時，連開十二臺也要一天一夜，況且這只是保守估計，還沒把手術換臺和麻醉的時間算進去。」

「那也只能認命囉！老闆都沒嫌累，我還能說什麼？」聳聳肩換上手術服，結束與同事的對話，我趕緊進去手術室，準備即將開始的第一臺刀。

時間已經接近下午五點，卻只開完了四臺刀。也就是說，還有四臺肝臟手術、兩臺甲狀腺手術，和兩臺胃癌手術尚未進行。

「你今天有值班嗎？」主治醫師這時突然問我。

「沒有。」

「嗯……那不好意思，麻煩你留下來加班了。」

按照規定，白天的常規手術，原本負責的住院醫師要跟完才能下班，然而每天亦有排定負責手術室夜班的值班住院醫師，因此當聽到這個問題時，心中不禁一陣驚喜，以為主治醫師會讓值班醫師來接替我。

結果他只是客套地問問。

「這是應該的！把老闆的刀都跟完是住院醫師的基本職責，況且跟越多學越多，主治醫師都沒下班，我怎麼可能下班？」我強忍住心中的無奈，繼續拍主治醫師馬屁。

週四排的十二臺手術一直開到週五中午才全部結束，骨牌效應甚至造成週五早上其他醫師的手術都遭到延遲。這當中我都沒有離開手術室，唯一的休息也只有在換臺之間喘口氣而已。

「辛苦你了，忙完就趕緊回家吧！」手術結束後，主治醫師拍拍我的肩膀後就離開了。

但主治醫師下班，不代表住院醫師能下班，出了手術室，病房裡還有三十幾個病人得照顧，也代表著有三十幾本病歷要寫。此外，在過去的二十四小時中，又累積了七八張待回覆的會診單，清一色都是肝膽胃腸內科的病人，在診斷出腫瘤後，指定找我老闆執刀。

短暫在值班室打個盹後，週五的下午與晚上就在加班寫病歷與一一探視會診病患中度過。當我向主治醫師回報這幾位會診病患的狀況時，也同時向他報告下週的手術已經排滿，幾乎不可能再插進其他手術。

「既然這樣，那就利用週末來開吧！不要拖到下週了。」電話那頭主治醫師淡淡地回了我這一句。

這一刻我彷彿聽到心碎的聲音，已經好幾天沒回家的自己，原本與家人約好的週末計畫，看來是又泡湯了。

「週末有值班嗎？」主治醫師這時很關心地問了一句。

「沒有。」

「那有安排什麼計畫嗎？」

「沒什麼特別的，就陪家人出去走走而已。」

「嗯……那還是麻煩你辛苦一下了。」

果不其然，週六的手術也是從早開到早，從週六一早開到週日一早。手術結束時，天色已經大亮，此刻的我只想快點回家倒頭就睡，至於出門踏青或逛街購物，都等我睡飽之後再說。

「這幾天都忙著開刀，病房的病人有沒有什麼問題？」更衣室裡，主治醫師與我就住院病人的狀況交換意見。

「都還好，大部分的病人都很穩定，也都陸續出院中。只是有幾個病人很擔心，會不會到出院前都看不到主治醫師？」我半開玩笑地回答。

「也對，我好像好幾天沒查房了，那回家前我們去看一下病人。」當我以為一切都要結束時，心碎的聲音再度響起，想要早點回家休息的心願又要落空。

病房有三十幾個病人，就算每個病人只看三分鐘，也要近兩小時。更別說主治醫師查完房後，連帶會有一大串待開立的醫囑與處置。

終究我還是晚上才回得了家。

「好久不見。」妻子見到我的第一句話聽起來格外諷刺。

週一本來就是值班日，沒有意外地，一夜未眠。

週二又是主治醫師的手術日，刀開完時已經是週三早上，但病房的事務與病歷的文書工作還是讓我忙到晚上，接著又進入如上週四五六的無限輪迴之中……

多年後回頭想起這段往事，其實已經忘了自己當時多久沒睡覺，也沒法子細算自己多久沒回家。或許回頭來看可以一笑置之，但當年沉重的工作量確實令自己身心俱疲，幾乎堅持不下去。

「請問是值班醫師嗎？病房有幾位新病人報到，請你來『接』唷！」電話那頭，護理師的聲音雖然溫柔，帶來的卻是值班住院醫師最不願意聽到的工作——「接」新病人。

所謂的「接」，是針對值班醫師的專用術語，指的是當病房有新病人住院時，值班醫師需要前往診視這位病患，並且開立醫囑與完成相關病歷文件。接一個新病人，快則半小時至一小時，若遇上病情複雜狀況不穩定的，可能一整天都在處理他的事。

手邊事情忙到一個段落，我趕緊去護理站接新病人，假日的新病人多半是單純住院準備隔日手術，理論上病情不致於太複雜，因此當時心裡的如意算盤是用最快的速度完成文書工作，或許還能利用空檔休息一下。

然而，一進護理站卻看見令人吃驚的場景，裡頭人聲鼎沸，一大群人占滿了交誼廳，站不下的甚至還擠到走廊上。只見護理站的護理師全都出動，一一唱名核對病患的資料。

「你來得正好，這裡有十四個新病人，請你接一下。」護理師忙得不可開交，頭也不回地跟我說。

「十四個？」我詫異到下巴都快要掉下來。

「十四個是我們這一車啦！另一車的晚點會到。」混亂中一位中年男子過來跟我打招呼：「我是里長，代表大家跟你說，因為貴院的名聲太大，所以我們社區裡有痔瘡的居民都來掛號，然後今天一起包遊覽車來開刀。」

某大教授是直腸肛門界的名醫，先前曾聽同事說過，只要是他的開刀日前一天，新病人就會如潮水般湧入，但這種全鄉里一起搭遊覽車來的盛況，倒還是第一次見識。

「大家坐下，一個一個報名字！」里長轉身吆喝，所有人瞬間安靜下來。

「請問您的主訴……」雖然只是單純的痔瘡手術，但照例我還是得詢問病人的病史並做相關的身體檢查，以完成一份完整的住院病歷。

「屁股痛。」

「屁股痛。」

「屁股流血。」

「屁股流血。」

十幾個人的病史幾乎一模一樣，都是屁股痛屁股流血，聊得起勁時，這群街坊鄰居便熱烈地交換起自己屁股痛的心得。

在一陣兵荒馬亂中，我完成了二十四個新病人的住院醫囑與病歷。正當我想喘口氣時……

此時，另一個護理站來電：「我們這邊有十一個新病人等你來接。」

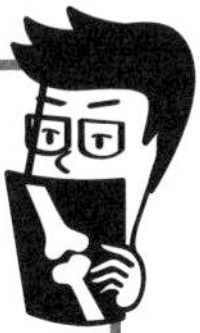

1 本月所跟的主治醫師：住院醫師在選定專科後，每月仍須在科內不同主治醫師旗下輪訓，以學習各主治醫師的專長與照護方式。

05

揭開情人節值班的祕密

「今年的西洋情人節，我們要去哪裡慶祝？」女生小鳥依人地靠在男友的懷裡撒嬌。

「我要值班，所以可能不能陪妳過，真是抱歉。」男生滿懷歉意地看著女朋友。

「為什麼又要值班？從去年耶誕夜、跨年夜，到今年的情人節，只要每逢重要節日，你總有值不完的班？」一聽男友說不能陪自己過節，女生噘起嘴生悶氣。

「我也很想跟妳一起過節，可是大家都去放假，總得有人留守。我會試試跟同事換班，可是這種重要節日，不見得能夠換到。」

「你們總醫師排班應該要公平啊！從你進入醫院工作開始，從來沒有一個屬於我倆的節日你是沒有值班的。」

「不好意思，下次補償妳囉！我們這份工作的性質就是這樣，當別人在休息的時候，就是我們守護病人健康的時候。而且醫界論資排輩的傳統很難改變，苦差事都是我們這些最資淺的學弟來做，過幾年等我熬出頭就好了。」

「好吧！看在你是認真工作的份上，那我就原諒你。其實只要你能陪我，是不是情人節都不重要。」對於自己男友是個外科醫師，她覺得既驕傲又崇拜，雖然三天兩頭要值班或開刀，常沒辦法陪自己，不過個性獨立的她，也早就習慣不過特殊節日。

「待會交完班，我陪妳走回宿舍，夜裡人少，我怕妳危險。」晚上十一點多，正是大夜班與小夜班的病房護理師交班的時候，他走到一位正在準備交班的護理師旁，輕輕地對她說。

「你怎麼還沒走？今天不是你值班啊！」正在埋首寫護理紀錄的女孩抬頭看到

他，似乎有點意外又有點開心。

「我的病人狀況不太穩定，值班醫師未必很瞭解病情，家屬也比較信任我，所以我留下來處理。」

「要是每個住院醫師都像你一樣認真就好了。」

對於他的工作能力與責任感，院內同事都一致給予好評，很多護理師甚至私下打聽，這個年輕有為的住院醫師，現在有沒有女朋友。

曾經有資深護理師半開玩笑地問他：「你身邊一定很多女孩子喜歡你吧！」每回被問到這個問題，他總是帶著憂鬱的眼神搖搖頭：「以前有，現在還不知道算不算有？」

這樣的回答當然更引人好奇，自然會追問下去：「學生時代開始交往的，不過隨著工作越來越忙，時間越來越不固定，兩人聚少離多，嫌隙也越大。」

護理師們紛紛為他打抱不平，明明是為了工作認真打拚，身為女友卻不能體諒，也未免太不懂事。

然而護理站的眾多女孩中，他似乎對其中一位特別好，除了在工作中很明顯地對她有著與眾不同的關心外，也常買小禮物送她。漸漸地兩人越走越近，除了下班後常私下見面之外，偶爾也會出遊，但為了避免同事們的閒言閒語，兩人總是相當低調。

這樣的曖昧維持了半年，男生卻始終沒有進一步動作，這天剛好其他同事都在忙，她趁只有兩人在護理站的空檔，忍不住地試探他：「七夕情人節你有事嗎？要不要一起吃個飯？」

「嗯……」男生沉吟了幾秒鐘，沒有馬上答應。

「如果你已經有約，那也沒關係，我也只是順口問問。」見對方面有難色，女孩故意裝作不在乎。

「我當然想跟妳一起過節，可是那天我要值班。我會試試跟同事換班，可是這種重要節日，不見得能夠換到。」男生這時趕緊喊冤。

「既然要值班，那就改天再約好了，千萬別累壞身體。」本以為對方是因為另有約會對象而拒絕自己，但聽對方話說得誠懇，而且值班確實是不可抗拒的因素，女孩原本沮喪的心情好了不少。

「怎麼那麼巧，情人節剛好值班？他會不會是騙妳的？」女孩有個姊妹淘，對他倆的曖昧關係始終看在眼裡，用主動邀對方過情人節作為進一步關係的暗示，也是她替姊妹出的點子，「很多醫生都用值班當藉口，然後偷偷約別的女生出去。」

聽姊妹這麼分析，她趕緊找出住院醫師的值班表，當看到情人節那天確實是男生值班後，一顆心才又放了下來。

「妳的綠色眼影真好看。」手術室裡，男生不經意地對著一位護理師說。由於手術室的工作需要時時刻刻戴口罩，眼睛漂亮的女生自然特別容易受到注意。

「真的嗎？謝謝你，那我改天再擦其他顏色。」或許是對對方早有好感，這女孩很開心得到這樣的誇獎。

「幾點下班？我知道有家咖啡館的蛋糕很不錯，要不要去坐坐？」

「你這是在約我嗎？那等我先回宿舍換套衣服。」

幾次約會之後，兩人的感情開始加溫，雖然男生沒有正式承認，但女生已經認定對方是自己的男朋友。

周旋在三個女生之間，他每個月都得替自己「排班」，準備一份特製的班表給在銀行上班的正牌女友，上頭密密麻麻的值班日，扣掉真正在醫院待命的日子，其他幾天要分配給醫院裡的曖昧對象。至於在病房與手術室工作的女孩們，由於都是院內同事，所以班表沒法子造假，但利用兩個人分別在不同單位的特性，倒也勉強取得平衡。

令這些女孩感到遺憾的是，男朋友沒辦法每天陪自己，甚至偶爾還會找不到人，但她們總覺得是工作忙碌所以沒空回電。

「馬上就是耶誕節了，今年總不會又要值班了吧？」距離耶誕節還有一個多月，他的正牌女友已經開始規劃慶祝活動。

「我暫時還不能答應妳，得看總醫師的安排才行。」

「耶誕節那天我上白班，所以晚上沒有事，你有約人了嗎？」在病房工作的女孩，又鼓起勇氣約了他一次。

「我沒有約人，不過目前還不確定是否要值班。妳知道的，特別的日子大家都不想值班。」

「下個月的耶誕節，我希望你陪我過，這是我人生第一次有男生陪我過節。」在手術室的女孩，也向他提出一起過節的要求。

「我盡量拜託總醫師，不過也要看其他同事和學長願不願意幫忙。」

由於同時有耶誕節和跨年夜這些人人想放假的特殊節日，因此十二月的班總是最難排，身為排班總醫師的我，已經接到不下十通的住院醫師拜託電話，希望這些特殊日子不要排他們值班，大家的理由幾乎都是女友要求過節的壓力。

不勝其煩之下，我召集所有住院醫師來抽籤。

在眾人摩拳擦掌，希望抽到不用值班的好籤時，人群中有個人舉手：「學長，我自願值班，請你把耶誕節和跨年夜的班都排給我！」

06

非英國研究：開車聽音樂，肇事死亡率較低

「你的論文進度如何？」

「哪有什麼進度啊？每天開刀照顧病人都來不及了，根本沒有時間收集資料。指導醫師還要我做出統計表格，我只有大學時上過幾堂統計學的課，這也未免太為難我了。」

「我不懂為什麼每個醫師都要會寫論文，難道不能單純把開刀技術練好，只當個稱職的臨床醫師嗎？」

「論文數量是學術機構評比的重要指標，要在醫學中心生存，就非得做研究不可，這是時代與環境的趨勢。」

「不聊了，我等等下班回家，就要繼續趕工。」

手術室的更衣室裡，我們幾個開了一整天刀的住院醫師，利用下班前的時間閒聊。對於院方要求寫研究論文這件事，大家的壓力都很大，畢竟從前接受的醫療訓練，著重的都是病患照護等臨床實務，從沒有學過該怎麼寫一篇論文。更令人如芒刺在背的是，即將到來的主治醫師晉升評核中，沒有論文的人將會遭到淘汰。

「你去研究一下本院急性胰臟炎的案例。」研究會議上，本以為我的指導醫師會幫我指出一個明確的方向，沒想到卻只有這麼一句話。

「要研究什麼？」我一時間沒弄懂他的意思。

「你自己去念點書，看看有什麼值得研究的。」指導醫師匆匆離開，似乎沒打算再搭理我。

我愁眉苦臉地接下這個任務，但一點頭緒也沒有，所幸在同事的協助下，第一步先查出急性胰臟炎的疾病代碼，接著去病歷室把堆積如山的紙本病歷借閱出來，最後再從各醫師龍飛鳳舞的病歷記載中，登錄病患的資料。

這樣的工作持續了數個月，也總算有點成果。

「先前我要你統計本院的胰臟炎案例，進行的怎麼樣了？有沒有什麼特別值得研究的？」這天我的指導醫師約了我討論研究進度。

「目前進度如下，過去十年本院共有兩千兩百五十例急性胰臟炎的病患，其中男性病患有一千四百一十一位，女性病患為八百三十九例……」我很認真地報告過去幾個月埋首病歷室的結果。

「然後呢？」

「我發現男性病患明顯較多，嚴重度越高的病患死亡率也越高。」

「然後呢？」

「分析本院病患的胰臟炎發生原因，以膽結石與酗酒為最大宗。」

「越嚴重的病人死亡率越高，這不是廢話嗎？急性胰臟炎的發生原因，全世界已經不知道有多少篇論文討論過，況且你覺得誰會對本院病人的男女比例有興趣？」不等我把話說完，指導醫師便是一連串的批評，顯然這些數據，在他眼裡一文不值。

「這些如基本常識般的東西，就算寫成論文，也不會有任何醫學期刊願意刊登。」似乎看出我的沮喪，指導醫師口氣和緩了一些：「醫學論文很重視創新，單是重複前人做過的研究，很難受到期刊青睞。與其等你費盡心力寫成論文，卻必須面對期刊編輯更無情的批評與退稿，我現在說這些，其實是在教你別走冤枉路。」

「再多念點書，看看有什麼問題在醫界仍有爭論，這當中才有機會寫出有價值的研究論文。」會談的最後，指導醫師再次強調「創新」的重要性。

經過這次試誤，回頭再翻查醫學教科書，我在本院病患的資料庫中，發現了與過去文獻報告不同的結果。這讓自己的精神為之一振，如果能順利發表成論文，將有機會改寫目前全世界對胰臟炎的認知。

帶著滿心的期待，這次我有備而來，再和指導醫師約時間討論。

「你的發現與目前全世界的主流意見不同，發表時必須非常小心，一定要有合理的解釋才行。畢竟這種獨樹一格的結論，總會受到放大檢視。」當我以為從資料中挖到寶藏時，卻又被指導醫師潑了一盆冷水。

果然再進一步分析，才發現一切只是樣本數太少所造成的巧合。經過反覆的試誤學習，自己的第一篇論文總算問世，也在這撰寫的過程中，逐漸瞭解了科學研究的每個步驟。

這天中午，我與另一位同事閒聊目前寫論文的進度，並交流彼此的研究結果。

「一點都不順利！」一談到這個話題，同事就滿肚子苦水：「我的指導醫師不知道哪根筋不對，要我去研究一下容易發生交通事故的危險因子。」

「這個題目很好啊！如果能寫成論文，不僅僅是對醫療，甚至對公共安全與國家政策都可能有影響。」同事的指導醫師是國內外傷防治的專家，會指派這個題目給他並不令人意外。

「你說的話跟我老闆說的一模一樣。」然而同事似乎不喜歡這個主題，「我的指導醫師對行車時的安全措施很有興趣，一直想做個大規模的研究，就像當年關於安全帽的研究一樣。」

過去幾年，陸續有許多研究論文指出，戴安全帽可以有效減少機車事故造成的傷害，因此影響了後續的立法，這是醫療專業引領政策的成功典範。

「行車安全要研究什麼？無論是安全帶還是安全氣囊，這些過去都已經有不少人研究過了。」

「我老闆說他某天邊聽音樂邊開車，一時入神差點撞到路邊護欄，所以突發奇想，要我去分析『開車時聽音樂』是否容易造成交通事故？」

「這樣的研究要怎麼做？」聽到這個題目，除了覺得天馬行空之外，最務實的問題就是該如何進行收案與分析。

「我老闆要我把過去五年因為交通事故到本院就診的病人找出來，一一分析事故發生時，是否邊開車邊聽音樂。然後做出統計報表。」

「嘎？」乍聽之下似乎有點道理，或許開車時聽音樂真的容易發生車禍，但繼而一想，有個很明顯的盲點……

「不對啊！那些沒有發生交通事故的人，他們並不會來醫院就診，你怎麼知道他們開車時有沒有聽音樂？」科學研究最強調「對照組」，一定要有另一組相反的樣本做比較，才能顯示出某個因子的重要性。雖然自己對科學研究也才剛入門，但在指導醫師的耳濡目染之下，也慢慢有些概念。

「我也想到這個問題，當下就提出疑問，希望讓他打消這個瘋狂的念頭。豈知他沉思了幾秒鐘後，便轉向要我把焦點放在因交通事故就醫的病患中，去調查他們是否因開車時聽音樂，而有傷勢的嚴重差別。」

「聽起來相當困難，那你怎麼做？」

「病歷上根本不會記載病人開車時是否有聽音樂，不得已我只好一個一個打電話去問，結果很多病人都說事隔太久已經忘記，甚至有些病人已經死亡，我還因此被家屬痛罵一頓。」

聽完同事的悲慘遭遇，我也只能拍拍肩安慰他，期許他繼續努力。

「我告訴你！改變世界的時候到了，大家等著看我的研究成果吧！」一改先前的垂頭喪氣，幾個月後的某天，同事興致勃勃地從背後跟我打招呼。

「哦？願聞其詳。」

「記得我上次跟你討論，關於『開車時聽音樂對交通事故影響』的研究嗎？」

我點點頭，但對於這個研究仍在進行感到意外。

「雖然收案的過程困難重重，但經過幾個月的努力，我總算也收集到了幾十筆資料。」

「結果呢？開車時聽音樂，發生交通事故死亡率確實比較高？」

「剛好相反！我的研究數字顯示，開車時有聽音樂的人，發生交通事故時反而死亡率比較低！」如同發現新大陸般，同事用帶著興奮的語氣告訴我：「一般人想的一定都跟你一樣，但我的發現卻推翻了這個想法。」

「病人的樣本數足夠嗎？收案方式合不合理？統計方法是否正確？要做這種驚世駭俗的結論，必須非常謹慎。」若非自己已有醫學研究的經驗，想必也會對這與眾不同的結果如獲至寶，但在與自己的指導醫師多次討論之後，反而更清楚這樣的結果必須經得起檢驗，因此我提出了一連串問題。

「現在就等我把它寫成論文了，一旦發表出來，我們將改寫全世界對交通安全的看法！」然而同事似乎沉浸在開心中，不理會我的質疑。

「對於這個結果，論文中要如何提供合理解釋？」統計結果是一回事，論點要能說服期刊編輯與讀者是另一回事。

「應該是因為聽音樂可以放鬆心情，所以反而讓開車更安全，交通事故的死亡率因而下降。」

聽完這似是而非的謬論，這一刻我突然可以理解，為什麼網路上有那麼多獵奇的研究。

下班後我獨自開著車回家，我反覆思索著同事的研究結果，究竟是意外的巧合，或者當中真的有其道理。

尖峰時間車流量相當大，一個入神不注意，差點與右側來車擦撞，緊急煞車的當下，安全帶把自己牢牢地固定在座位上，當正慶幸著沒有釀成意外時，我看著汽車音響的開關猶豫了幾秒……

我決定來聽點音樂。

07

名師出高徒，品質有保障

大教授的門診永遠大排長龍，從今天又是一長串候診名單來看，下午一點半開始的門診，沒看到晚上九點，是不可能看得完的。

為了加快看診進度，護理師們也加派人力，兩個診間同時進行，其中一間由我負責較單純的回診追蹤病患，並協助一些拆線換藥的瑣事，另一間則由教授親自看診，當我的診間遇到問題時，也會請教授過來協助，因此教授總在兩個診室間趕場。

「傷口恢復得很不錯，我幫你安排三個月後的門診，到時候再來追蹤一次超音波檢查。」一位單純的良性腫瘤患者，手術出院後一切正常，因此我幫他開立藥物與後續檢查後，便把批價單和門診預約單交給他。

「嗯……」對於我的決定，病人似乎有點欲言又止。

「請問還有什麼問題嗎？」

「我想聽聽主治醫師怎麼說。」病人終於說出了自己的訴求。

「好的，那麻煩你在外面稍等。」我請護理師暫停叫號，走到隔壁診間向主治醫師報告。

「三個月再回診是正確的安排，不過良性腫瘤沒有復發問題，檢查可以不需要這麼密集，半年後再做超音波就可以了；還有，下次要記得把病歷寫得更仔細一點，就這麼輕描淡寫幾句話太過簡略，要把後續的治療計畫和病理報告都記錄清楚。」主治醫師看完我的處置之後，稍微唸了我幾句，「幫我請病人進來。」

「我的住院醫師處理得很好，我相信他都跟你說明得很清楚，三個月之後再回診。原本我的打算是半年之後再追蹤檢查，不過總醫師比我還謹慎，三個月就先排了超音波。」聽主治醫師這麼說，病人滿臉感激又有點歉意地對我點點頭。

這是教授一貫的風格，雖然對住院醫師的處置不甚滿意，不過在病人面前，總是給足我們面子。

接下來我一連又看了七八個單純拿藥回診的老病人，他們對於住院醫師協助看診一事，早已司空見慣。當看診結束時，我問他們有沒有什麼問題，要當面請教主治醫師。

「不用了，你幫我看也可以。教授訓練出來的徒弟我很信任，今天候診病患很多，我想教授應該很忙，就不打擾他了。」

燈號按了下一號，卻沒有人進來，護理師打開門叫病人名字，只見一個婦人揮揮手，不願走進診間：「我是專程來給教授看診的，不是給住院醫師練習的，既然我付了錢，當然要主治醫師親自看診。」

一時間護理師和我一臉尷尬，病人雖然講話不太客氣，但她的訴求其實沒有錯，我們只好請她稍等，主治醫師現在還在看別的病人，過一會兒再請教授親自替她看診。

「教授您好，我們專程從南部上來掛您的門診。」見主治醫師進來，病人的態度瞬間軟化，講話變得畢恭畢敬，接著她拿出在南部醫院做的檢查報告和病歷摘要。

「前一家醫院已經把檢查都做得很詳細，接下來就是住院和手術，這位是我的總醫師，他會幫妳安排後續的事情。」主治醫師翻了翻他們帶來的資料，接著向病人與家屬介紹我。

「他是我一手訓練出來的徒弟，住院期間大部分的事情會由他處理，在正式成為我的病人之前，我希望妳能理解跟接受這件事。不過妳不用擔心，他是很有經驗的資深住院醫師，工作能力相當值得信任。換句話說，他說的就是我說的，也請妳信任他。」

病人看了看我，又看了看教授，表情有點複雜地點點頭。

「那請問手術會是教授您親自執刀嗎？」

「我是手術團隊的負責人，一定會替妳的治療品質負責。總醫師也會參與手術擔任助手，所以手術的內容與細節，妳可以問我，也可以問他。」

經過這樣的介紹，病人對我的信任感提升了不少。

這位病人自從住院以後，無論是手術前的檢查、用藥，乃至手術時程的排定，都由我第一線包辦。教授巡房時只針對治療的大方向與我討論，他再就我幫病人擬定的治療計畫做最後的確認與把關。

每回巡房前，教授會聽取我對各病患的瞭解與治療計畫，如果順利可行，他會陪著我去病患面前，由我來做說明。偶爾會遇到家屬對我的處置有些疑慮，但看了看站在我身後的教授，總是不發一語地用點頭來代表肯定，要不就是適時地補上一句：「總醫師處理得不錯，今年就要升主治醫師，就照他的計畫進行。」，他們也就放心了。

病人的手術預計安排在明天，術前還有一項檢查要做，原本排定的時程是今天上午做完，下午等正式報告出爐後，再確認隔天手術的最後計畫。沒想到因為聯絡上的失誤，陰錯陽差之下竟然沒有排進檢查排程，檢查室告知最快得到明天下午才能安排。

教授知道後大發雷霆，檢查時間延後就代表手術也得延後，接下來又是週末假日，那代表著手術必須延遲到下週。「你到底有沒有腦子？這種事情都會弄錯，你是快要當主治醫師的人了！」對於這種不能原諒的錯誤，教授毫不留情地把我痛罵一頓。

由於意識到事態嚴重，不得已我只好再度去電檢查室，和負責做檢查的醫師再三拜託，對方終於答應晚上加班幫忙把病人的檢查做完，只是時間還不能確定。

「請問教授，明天的手術照常進行嗎？我聽說還有一項檢查沒有完成。」巡房時家屬很擔心地問教授。

「照常進行，沒有問題。我的總醫師很用心，特別拜託檢查室加班幫妳做，否則就要等到下星期去了。」

聽完教授這麼說，家屬非常感激地看著我。

「不過由於是臨時安排，所以時間會晚一點，總醫師會留在醫院，確定妳檢查的最後結果。」說著教授回頭瞪了我一眼。

「那是一定的，對病患用心負責，是教授一再給我的言教身教。」好不容易從自己闖的禍當中死裡逃生，我當然會負責收拾殘局。對於教授雖有責難，但在病人面前還是保留自己面子，這句話是肺腑之言。

病人在手術後相當順利地出院，一週後的門診照例仍是我與教授各一個診間。當看診燈號輪到這位病患時，我請護理師轉告她稍等一會，因為我知道她要讓教授親自看診。

「沒關係！教授很忙，給你看也是一樣。既然教授那麼信任你，我們當然也應該信任你。」

3 CHAPTER

轉眼之間
已經長大

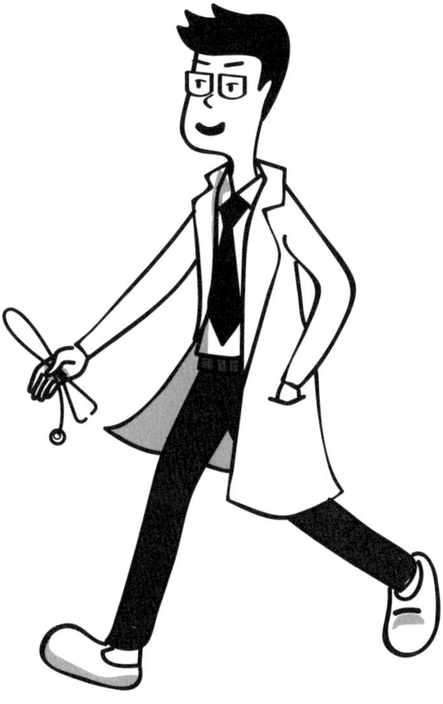

01

每天都要進步「一點點」，才叫進步

這天是星期五，負責醫院評鑑事務的行政人員一早上班就來電：「奉高層指示，指定你為本次醫院評鑑工作人員之一，麻煩你整理過去三年的相關資料備查，包括各項數據呈現、檢討報告與改善成果等等。」

關於醫院評鑑，永遠是院方高層最重視的事，除了醫院本身口碑門面之外，能夠通過的層級越高，也決定了健保給付的多寡。因此每逢評鑑年度，總是忙得人仰馬翻，而參與評鑑工作的人員更是如臨大敵。聽到這個消息，沒有人的心情會好，一方面這是醫療本業外的雜務，另一方面是時間緊迫，要在這麼短的時間內，弄出一大堆文書資料，絕不是件輕鬆的事。

「好吧！我知道了，儘快給你。」接到電話的醫師隨口敷衍了幾句，由於週末早已安排與家人返鄉度假，他打定主意要等下星期一再開始趕工。

與妻子孩子南下拜訪長輩當然是件開心的事，餐後一家人閒聊著學生時代的往事，許多過往的回憶，也一一浮現腦海……

大學時期他曾經結交過一個女朋友，雖然戀情最後無疾而終，但交往過程總少不了約會與送禮物的經驗。記得交往快要滿周年時，他一直想著要送對方什麼特別的禮物做紀念，可惜當時只是窮學生，買不起昂貴的奢侈品，而自己又不如某些才華洋溢的同學，可以為戀人譜曲獻唱，便把腦筋動到了手工勞作上頭。

看看日曆，距離一周年的交往紀念日只剩一個星期，那代表著能夠趕工的時間已經不多了。當天下課，他先去買了個漂亮的玻璃罐，再到文具店買了幾張不同顏色的壁報紙，這時心中已有構想，要在交往周年的那一天，送給對方一份令她感動的大禮。

他把自己關在宿舍的房間裡，將買來的紙張剪裁成一張張手掌大小的紙卡。拿起第一張紙卡，他毫不遲疑地寫下：「今天是交往的第一天，很幸運在人生中遇到妳。」然後將紙卡捲起丟進罐子裡；接著是第二張紙片，這次換了個顏色：「今天是交往的第二天，很期待明天跟妳出去玩。」雖然已是一年前，但當時的細節仍記得很清楚，交往後的第三天是假日，當時他騎機車載著對方到陽明山賞花，既然是一同出遊，那前一天有所期待也是合情合理的。

如果第二張是期待出去玩，那想當然耳第三張就應該是玩得很開心：「今天是交往的第三天，送妳回到宿舍後，就趕緊再寫張卡片給妳，今天玩得很累，早點休息。」然後第四張就順理成章可以接下去：「今天是交往的第四天，昨天很累吧！讓妳再睡飽一點，晚點再打電話給妳。」

就這麼一連寫了十幾張卡片，都是流水帳般的記事與情侶間那些不用大腦的肉麻話。然而寫著寫著，很快就發現這樣不是辦法，於是他翻出過去一年的日曆，把特定的幾個日期標出來，例如一起看了某場電影，或是一起參加某項活動，在這些特定日期所屬的卡片上，再抄幾句網路上找來的影評當心得，這樣卡片的存量又多了十幾張。

接下來的幾天，他身上隨時都帶著一堆空白卡片，利用上課空檔時想想該寫什麼，同時盡量避免連續的日期用同樣顏色的卡紙，甚至要刻意換一支筆寫，畢竟三百六十五天如果都用同一支筆，那顯然是不可能的事。

經過一星期的努力，罐子裡頭裝滿著三百六十五張各種顏色的紙卡，上頭記載著過去這一年交往的點點滴滴，有一起吃美食的心得，有交往滿三十天、五十天、一百天的心得，也有某天吵架之後的心煩。

交往滿周年的紀念日，小倆口在一家氣氛浪漫的小餐廳共度，臨去前他拿出精心準備的禮物：「抱歉，我買不起太貴重的禮物，所以我把過去一年的點點滴滴記錄下來送給妳。」收到這樣的禮物，女孩的感動溢於言表，她馬上打開罐子，隨機抽出幾張卡片，一邊唸著內容一邊回憶起當時的景況。

看到對方如此感動，他也同樣既感動又有成就感，而這當中最大的成就感來自於，自己居然能在一星期之內，完成了一年的工作。

當年交往的過程隨著時間流逝，十多年後早已忘得差不多，但唯獨這件事令自己印象深刻，因此在與家人聊到那段逝去的戀情時，這段回憶又湧上心頭。

思緒回到現實，開心的週末過後，週一還是得回到醫院上班。

看著那一疊限期完成的資料，就覺得說不出的心煩，但職責所在，還是得翻開與評鑑相關的規範與條文，看看該如何把資料整理成評鑑所需。就在仔細研究條文細則後，他發現醫院評鑑最重視的不是「成績如何」，而是「成績是否改善」，也就是如評鑑條文中所列的「定期檢討改善，並且成效良好。」

舉例來說，醫院評鑑非常重視院內感染比率的控制，但若只是呈現院內感染率極低的數字，即使成績再好，都不符合評鑑要求，而必須要逐年降低持續改善。

根據評鑑條文，醫院必須提供「主治醫師是否準時開始門診」的資料，他被賦予的任務便是整理出相關資料。

然而就在請秘書調出過去三年各專科主治醫師門診的遲到狀況後，他發現原始數字簡直不忍卒睹，居然每月的準時開診率，皆達到百分之九十五以上。

「這樣不好嗎？哪一家醫院能像我們一樣，準時開診率接近百分之百？哪一家醫院像我們一樣，只要門診延遲開始，就要扣五百塊薪水？」秘書說的正是院內最被主治醫師詬病的規定，前幾個月泌尿科主任甚至為此與管理人員大吵一架，原因是主任因為病患急救而延遲門診，卻仍遭到扣款處罰。

「妳錯了！這代表我們都沒有檢討改善，沒有積極作為，所以沒有進步，這不符合評鑑要求。」雖然他是第一次參與醫院評鑑，但弄清楚條文規則後，很快就知道這當中精髓之所在。

看來除了把數字美化之外，還有一番大工程得做。

「本院門診規定的遲到期限是多久？」他請秘書去把相關規定給弄清楚。

「上午門診從九點鐘開始，下午門診是一點半開始，依據規定延遲上限是十五分鐘。」

「那先把第一年的延遲上限改為五分鐘，第二年的延遲上限改為十分鐘。」他交代著秘書調整試算報表的標準。

「那怎麼行？標準一改，準時開診率瞬間就降到七成了！」果然，大部分的醫師都在延遲五至十分鐘之內，或延遲十至十五分鐘之間完成診間報到。

「這就對了！」他滿意的說：「第一年準時率只有七成，第二年立即提高為八成，第三年甚至改善為九成五，這種循序漸進的進步正是評鑑委員要看的！」

「這樣好嗎？不過就是玩文字遊戲罷了。」秘書似乎對他的作法不以為然。

「當然不是只有這樣，接下來我們必須分析準時開診率偏低的原因，並且做出檢討報告，以及提出相關的改善計畫。」他拿出一整疊空白的會議紀錄：「這就是接下來我們的工作了！」

醫師拿出自己製造資料的看家本領，列出各種可以改善主治醫師遲到的方式，包括罰扣薪水、門診廣播提醒、診間人員電話提醒等，洋洋灑灑好幾十項。

「每個月都要開一次檢討會議，所以我們有三十六份會議紀錄要趕，把我剛才列出來的那些方式寫進會議紀錄裡，順便想想大家在會議中可能會講什麼。」

於是第一份檢討會議的模範會議紀錄出爐了，當中包括副院長對於準時開診率偏低的震怒、門診組護理長對醫師遲到的原因分析、門診部主任提出的改善計畫、工務課與電腦課代表對於所需配合事項的看法，最後再加上長官要求務必限期改善的字句。

「還有三十五份，我們各自努力！記得筆跡不要太像，然後換個顏色的筆寫另一張，每次都是同一個人用同一支筆記錄不合理。」下班前他提醒秘書寫會議紀錄的訣竅。

經過一星期趕工，完整的檔案終於呈現出來，在持續檢討改進當中，院方過去三年的準時開診率逐年改善，從只有七成到現在接近百分之百準時開診。而花花綠綠的檢討會議紀錄，代表著院內同仁對品質的堅持與要求。每次檢討會議之後，長官亦監督著同仁，須有所作為，而成效則立刻顯現在隔月的報表中。

這當中最辛苦的非秘書莫屬，只見她整日拿著一堆會議紀錄與五顏六色的筆，挨家挨戶到各單位拜訪，請各主管幫忙在會議簽到單上簽名。

就在正式評鑑前的一週，長官照例要驗收各項資料與報表。當醫生將精心準備的報告一一呈現時，獲得在場主管的一致好評，其中一位主管更是誇獎：「你真是擅長評鑑的人才。」

能得到長官的讚賞，這份成就感當然不可言喻，而當中最大的感動則是來自於，居然能在一星期之內，完成了三年的工作。

某天幾個同事抱怨著醫院評鑑所帶來的煩雜瑣事時，這位前輩向我們訴說了多年前他在某家醫院發生的故事，他掩不住得意地問我：「我是擅長評鑑的人才嗎？」「你是，而且十幾年前就已經是了。」

02

抱歉，推銷人員請勿進入診間

在連續工作一天一夜之後，我蓬頭垢面地脫下沾滿鮮血的手術服，帶著一身疲憊，走出開刀房的更衣室。然而此刻我想的不是回家睡飽覺，而是等會要好好犒賞自己。

「這幾件都是上週才剛到的當季新款，很適合您的身材與品味。」臺北東區的購物商場，我神采奕奕地在精品店裡選購衣物，完全沒有兩小時前的邋遢與無精打采。店員都知道我是經常光顧的熟客，特別幫我留下幾件限量的特殊款式，這樣的禮遇和左一句右一句的吹捧讓人無法抗拒。

「真不知該如何選擇，那我都買好了。」店員拿了兩件款式類似但顏色深淺不同的襯衫給我挑，我卻一點都不覺得應該勉強自己做出取捨。

打從學生時代起，自己的興趣便與同年齡男生不同，一般男生熱衷看漫畫或打電玩，我反而喜歡逛服飾店注意時尚流行訊息。只是當時還是窮學生，購衣預算只能從生活費裡東挪西扣，買的也只是沒有品牌的平價服飾；當成為有穩定收入的住院醫師之後，每個月領到薪水的第一件事，就是幫自己添購行頭，而且只看得上百貨公司甚至是精品店的專櫃貨。

「今天發薪水，你打算去哪裡花錢？」

「上個月我看中一件外套，今天我就要擁有它！而且我已經想好用來搭配的黑長褲和尖頭皮鞋。」

不同於大部分的外科住院醫師，在醫院的穿著為了配合工作，多以樸素與方便為主，我仍延續著學生時代的個人風格，堅持上班的襯衫領帶長褲皮鞋，都要經過穿搭。當年的自己，吃住交通的費用都可以省，但唯獨衣服飾品則非名牌不用。

「錢不是這樣花的！將來你要是結婚生小孩，會有很大的花費。」當我很開心地分享自己逛街採購的戰利品時，無論是家人或朋友，都對我的用錢方式很憂心。

「以後的事以後再說吧！我的工作那麼辛苦，買幾件自己喜歡的衣服並不為過，也讓自己更有努力工作的動力。」對於這些苦口婆心的勸告，我也總如馬耳東風般不在意。

當年未婚，沒有養家活口的壓力，自然也沒有開源節流的儲蓄觀念，賺到的錢都用在奢侈品消費上。每到月初的發薪日，就想著要怎麼花錢，到了月底便縮衣節食，等待下次發薪日到來，領到薪水後又是到精品店把錢花掉。在這樣無止盡的輪迴下，即使住院醫師的收入不錯，卻也沒存到什麼錢。

某天我注意到同事腳上穿了雙新鞋，是某個歐洲名牌的經典款式

「這雙鞋真好看，之前都沒看你穿過，應該是最近新買的吧！」

「你眼力真好！」見我一眼就認出，同事似乎有點受寵若驚：「前天經過百貨公司，剛好換季折扣，否則原價那麼高，實在買不下手。」

「就算有打折，還是不便宜吧！這雙鞋你穿起來非常好看，我建議你搭配合身一點的褲子。」

見同事笑得合不攏嘴，我知道這稱讚直說進他的心坎裡。當自己低調地用著奢侈品時，雖然不方便逢人就炫耀，但心中總有「期待被識貨者認出」的虛榮感。身為名牌愛用者，相當理解這樣的心情。

久而久之，自己渾身上下都是名牌衣物的傳聞，也在院內不脛而走。同事常找我討論的，不是臨床上的醫療問題，反而是把我當作時尚流行顧問，徵詢我購物置裝的意見。

「學長，你這條領帶真好看。」這天一如往常，我打了條相當花俏的領帶去上

班，在等待主治醫師來巡房的空檔，幾個醫學生在我背後竊竊私語，「大家都說，你是全外科最有品味的住院醫師。」其中一個學生指著我的領帶說。

「這是今年最新款，現在已經買不到了。」我很得意地告訴學生，這條領帶是電視上某位藝人曾經打過的限量款，而當我說出它的價錢時，學生們瞠目結舌的表情，更是令自己充滿優越感。

「今早我已經看過病人，狀況一切正常。」主治醫師到場後，我照例向他報告每位病人的狀況。

「病人手術後的引流管，從什麼時候開始變成這個顏色的？」當我們一群人，浩浩蕩蕩地出現在某個剛接受胰臟與十二指腸切除手術的病患床邊時，主治醫師看著病人腹部的引流管，眉頭皺了一下。

「護理紀錄說今天凌晨兩點開始，引流液變成暗紅色，不過因為流量不大，病人的生命徵象也還穩定，所以我認為可以再觀察。」

「馬上做電腦斷層，然後聯絡血管攝影！」主治醫師立刻打斷我的話，直接下達命令。

「胰臟十二指腸切除手術，最怕的就是手術後出血，因此需要時時注意引流管的顏色。引流液昨天還是清澈透明，今天卻變成暗紅色，就是出血的跡象，必須馬上採取行動，難道要等到流出鮮血才處理嗎？」主治醫師的措辭相當嚴厲。

「病人沒有任何不舒服，生命徵象也一切正常，我想說……」我仍兀自抗辯著，覺得自己被罵得很委屈。

「請你多讀點書，胰臟十二指腸切除手術後出血的早期表現是什麼？身為外科醫師，你的警覺性也未免太低！」主治醫師在學生面前狠狠訓了我一頓，最後他甚至酸溜溜地說：「雖說『人要衣裝，佛要金裝』，但是除了衣著光鮮亮麗之外，實力才是最重要的。真正的專業是在腦袋裡，不是在領帶上。」

對照先前的志得意滿，主治醫師這番話讓我顏面盡失，當時臉上一陣青一陣紅，只想挖個地洞鑽下去。

「你的職場倫理不及格。」一上班就被罵了一頓，已經夠令人沮喪，眾人離開後有位資深學長非但沒有安慰我，反而落井下石。

「職場倫理？」對於這個評價，我感到非常疑惑，「在醫院裡工作，我對上級醫師一直都很有禮貌啊！」

「所謂的倫理，不是只有應對進退，很多無意間的小細節都要注意。職場上最忌諱比主管還出風頭，你注意到主治醫師手上拿的筆，都是書局買的廉價原子筆嗎？你是聰明人，應該知道我的意思。」

聽到學長這麼說，我瞄了一眼那支別在自己口袋上，才新買沒多久而且要價不菲的名筆，心中似乎有所領悟。

隨著住院醫師年資越來越深，生活型態也開始改變，總是天色微亮便趕到醫院，快速處理完病房事務後，就得換上手術服，刀一開就是一整天；下了班不是念書就是做報告寫論文，哪裡都不想去，就算有空閒也只想待在家裡休息。

日復一日的規律生活，不知不覺中自己的服裝穿著變得簡單，曾經從配色到品牌都斟酌再三才肯出門，到後來只在乎工作時的舒適與穿脫方便，以利快速進出手術室。滿衣櫃裡當年買的名牌衣服，已經很久沒有機會穿，出門逛街買新衣服，更是沒有時間心力。某天整理抽屜時，看見一張當年申辦的精品店ＶＩＰ會員卡，再看到上頭已過期兩年的數字，心中突然一陣感慨，過去的虛榮感，此時就如過眼雲煙一般。

「我想幫自己買個禮物，慶祝住院醫師生涯結束。」晉升主治醫師的前一天，我告訴妻子心中的盤算。

「去買些新衣服吧！當主治醫師要看門診，應該穿整齊一點。」

於是我倆走進了久違的精品店，我替自己挑了套素雅但很有質感的襯衫與領帶，替這個全新的開始做紀念。

成為正式主治醫師的第一天，我滿心期待能穿上嶄新的主治醫師袍，但行政人員很無奈地告訴我：「不好意思，新任主治醫師的白色長袍還在訂製中，還得再等幾天。」

「沒關係，專業是在腦袋裡，不是在衣服上。」我用這句用多年經驗領悟來的話，化解這個尷尬。

當我穿著全新的襯衫、領帶、西裝褲與皮鞋，意氣風發地走進診間時，卻被跟診的護理人員擋在門外：「醫院有規定，推銷員不可以進入診間。」

03

你老公今天賺了三千零五萬

「您好，有一位腦出血的病患，需要轉診到貴院。」上班時間接到外院要求轉診的電話，這在我所服務的醫學中心是相當普遍的事。

「病人的意識狀況與生命徵象如何？」

「目前意識清楚，只有輕微頭暈，但是腦部電腦斷層顯示有微量腦出血。由於本院沒有神經外科醫師，也沒有加護病房，因為擔心後續有惡化之可能，建議病患轉診至醫學中心。」雖然外院醫師將病患狀況講得非常嚴重，但在我聽來應該只是頭部的輕傷，治療上並不困難。

面對這類意識正常的輕度頭部外傷患者，基本上只需要持續觀察，既不需要手術也不需要住在加護病房。然而「人力與設備不足」卻常是病患必須在各級醫療院所間，轉診奔波的原因，究竟是病人對小型醫院的主觀偏見，還是防衛性醫療當道下，中小型醫療院所不想碰燙手山芋的推託之詞，就不得而知了。

果然不出所料，約莫半個小時後，病患神智清醒地自行走進本院急診，「我今天凌晨出車禍撞到頭，現在有點頭暈想吐。前一家醫院的醫師診斷出腦出血，但他說由於醫院規模和設備不足，所以建議我轉來醫學中心。」初步問診結果，他可以清楚地描述事發經過，內容和外院醫師交班的內容差不多。

「請在這裡稍等，我看一下你的電腦斷層影像，再請神經外科醫師前來會診，後續處置則尊重神經外科醫師的專業意見。」雖然我還沒有判讀病患從外院帶來的影像光碟，也沒有與神經外科醫師討論過病情，我幾乎可以預期病患接下來的動向，頂多是在病房觀察個兩三天就出院，有些醫師甚至認為同樣都只是觀察，留在醫院乾瞪眼還不如回家休息，所以連住院都免了。

不知怎地病人帶來的光碟片似乎出了點問題，試過幾臺電腦，都無法讀取光碟內的資料。

「一直讀不出資料，需要重做一次電腦斷層嗎？」協助處理的住院醫師問我該怎麼辦。

「不必了吧！病人的意識如此正常，有重做的必要嗎？況且前一家醫院也只看到微量腦出血，即使再做一次檢查，結果也不會改變。跟病人說本院病床有限，請他回家休息好了。」我幾乎是不假思索地回絕了住院醫師的建議。

然而就在做決定的當下，腦中突然閃過一個念頭，既然病人因為「腦出血」的疑慮轉來本院，而本院又是具備各專科都能全天候看診的醫學中心，若不幫病人聯繫神經外科醫師，明顯說不過去。但缺乏了腦部影像資料做參考，來看診的醫師也無從評估起。

「再做一次電腦斷層吧。」我吩咐住院醫師安排檢查，很無奈地推翻自己先前的想法。

我盯著電腦螢幕檢視剛照好的影像，心裡正想著所謂的「微量腦出血」到底有多「微量」時，沒想到映入眼簾的是一大塊不規則的血塊，當我還在疑惑何以影像結果與病人臨床表現如此不符合之時，病人就在眾目睽睽下昏迷。

接下來的流程就如我們熟悉的步驟：緊急插管、緊急會診、緊急手術，最後是加護病房住院。

幾個小時後，值班的神經外科醫師又來到急診。

「那個病人還好嗎？」，我迫不及待想知道方才手術的狀況。

「還好你有及時發現，要是再晚一點手術，病人可能就永遠醒不過來了。」神經外科醫師並不知道前一段故事，直說我們警覺性相當高。

「今天運氣真好，賺了三千萬！」

歷經上午這場兵荒馬亂之後，我長噓一口氣。

「怎麼會有那麼好的事？你是中樂透了嗎？」同事路過急診時，聽到我這句自言自語。

我把早上發生的事簡短描述了一遍，「如果我什麼檢查都沒幫病人做，就把他趕回家，結果病人在家中昏迷，那治療勢必會被延誤。這要是被告上法庭，可是一點勝算都沒有，照過去的法院判例，賠償金額大約就是三千萬。」

我想起前幾年一則醫療糾紛新聞，當時鬧得沸沸揚揚。有位腦出血的病患家屬，控告醫師誤診與延誤治療，法官因而判決醫師需賠償三千萬元，因此我用這句自我解嘲的話，來形容這千鈞一髮的危機。

「如果事情重來一次，你的處置策略是否會改變？」同事的問題切中核心，既然差點鑄下大錯，唯有檢討改善流程，才能避免類似事件發生。

「我應該還是不會重做電腦斷層，畢竟這樣的狀況只是特例。對於『意識清醒且可以自由行走對談』的頭部外傷患者，電腦斷層本來就非必要，況且病患就診時間距離受傷已經超過六小時。若是因為這樣的特例，往後每個頭部外傷病人都需做電腦斷層評估，才是矯枉過正。」

雖然從結果來看，這個電腦斷層的安排是必要的，然而事後諸葛人人會講，即使回頭檢討，我仍堅持一貫的處理原則。換句話說，這樣的案例只不過是萬分之一，沒有必要也不應該因此改變通則。但也不知是哪來的好運，讓我避過了這萬分之一的憾事。

「所以我說，這神來一筆的靈感，幫我省了三千萬！」這雖是句玩笑話，但也反映出現今醫病關係對立下，產生的諷刺與悲哀：醫療人員每天到醫院上班，想的不是要「多賺多少錢」，而是想著要「少賠多少錢」。

「有個年輕人打球扭到腳，X光片看起來沒有骨折或脫臼，是否就幫他開點止痛藥然後出院？」

同天下午，當我正忙著替一位重傷患急救時，住院醫師向我報告一位輕傷病患的狀況與他的處置。

「好啊！就這麼處理吧。」聽起來沒什麼問題，況且負責看診的是資深住院醫師，因此我很放心地把事情交給他。

然而病人離院前的動作卻讓我覺得不對勁，他一跛一跛地完全沒辦法走路，若是單純的扭傷很少會這麼嚴重。多年的臨床經驗告訴我，要再評估一次，於是我放下手邊工作，重新檢視病患的X光片，果然發現腳踝骨上有一條相當不起眼的裂縫，沒仔細看很不容易察覺。

「幫病人用石膏固定傷處，再安排骨科門診追蹤。」我趕緊向病人說明他有骨折的情形，並交代住院醫師好好處理。

「我就說單純的扭傷不可能這麼痛，剛才那位醫師卻說我沒有骨折，差點就被你們給誤診了！」由於和先前住院醫師告訴他「沒有骨折」的說法有出入，病人不免抱怨了幾句。

「您別激動，這麼細微的骨折，本來就不容易看出來，況且就結果來說，無論是否有診斷出這條裂縫，都不會改變治療方式，也不會對您的生命或權益造成影響。」經過我的安撫，病人的怒氣總算平息了些，也接受了石膏固定與門診追蹤的建議，不過臨去前仍對「誤診」一事頗有微詞。

「不好意思，我應該看得更仔細的。」事後住院醫師向我道歉。

「這年頭行醫一定要小心。」我雖安慰著住院醫師，要他別太放在心上，不過還是很嚴肅地告誡他：「當我們告訴病人『沒事』的時候，或許我們要表達的是『沒有嚴重的事』，但病人的認知往往是『完全正常』。因此日後若是有新的變化或診斷出現，病人常會回頭指責我們誤診。」

「那怎麼辦呢？醫生畢竟也是凡人啊！哪有可能看一眼就能診斷出病人身上所有的問題？難道又要賠他三千萬嗎？」聽我這麼說，住院醫師顯得非常激動。

「這倒不致於，以這個病人為例，醫師雖沒看出來細微的骨折，但因為不會延誤病患的治療與生命，多半都解釋得過去。如果病人執意興訟，無論是私下和解，或是對簿公堂的訴訟費，也就大概在三到五萬元之間。」

忙了一整天終於下班，我邊吹口哨邊推開家門。

「你今天心情怎麼那麼好？」平時下班後總是疲憊地癱倒在沙發上，今天反常的表現，引起妻子的好奇。

「你老公今天賺了三千零五萬。」

04

生病太短，而住院太長

「目前的狀況一切良好，沒有發燒，傷口乾淨無滲液，進食排氣也都正常，恭喜你可以出院了！」我告訴一位手術後的病患，他的狀態已經達到出院標準。

「我有私人醫療保險，住一天可以給付兩千塊，所以我打算多住幾天。」雖說順利出院理應是件開心的事，但未必每個病人都作此想，一聽我請他出院，病人皺起眉頭表示不願意，但理由卻不是醫療需要。

「不行！你的治療已經告一段落，請領理賠金不該是住院的理由。」身為主治醫師，我雖然面帶笑容，但是立場很堅定。

「可是我的傷口還有點痛，不能繼續住院觀察嗎？」

「傷口疼痛不會因為待在醫院裡就不痛，我會開止痛藥讓你帶回家吃，所以可以回家了。」

「住院費用有健保給付，讓我多住幾天又不會怎麼樣，你也可以多領一些住院診察費吧！」病人仍持續抗拒出院的決定。

「健保資源不是這樣用的，該出院就要出院。」忍著心中的反感，我仍客氣地請他出院。醫療人員有義務替醫療資源把關，當然不能接受病人利用健保給付的住院日數，來領取私人保險理賠金。

或許是見我一點都不讓步，病人總算心不甘情不願地答應出院。

依照慣例，巡房後會有一段與醫學生們的討論時間，學生對我先前的反應不太理解：「為什麼不能讓病人多住幾天？病人說的其實也沒錯，如果是我當主治醫師，一定希望病人住越久越好，因為我就可以領越多。」

「要是真這樣就好了，健保有所謂的『核刪制度』，當審查人員認為病人已無住院需要時，不但不會給付住院費用，甚至還要開罰，可惜病人不會理解這些壓力，總有各種不肯出院的理由。對出院的決定沒有共識，常是醫病間起衝突的原因。」

「可是面對堅持不出院的病人，醫師也不能強迫他們啊！」這時學生問了個常遇到的難題。

「醫師的建議沒有強制力，只能夠道德勸說，只可惜對於這份『道德』，醫師與病人的標準未必一樣。行醫的過程中會遇到各色各樣的病人，如何說服病人出院，不只需要經驗，更是一門藝術。」討論的最後，我用這句耐人尋味的話作結語。

過了幾天，有位因車禍被送到急診的中年婦人，除了輕微肺挫傷之外，沒有其他問題，但為預防出現後續變化，我仍幫她安排住院觀察。

「我本來身體就不好，被這麼一撞之後更是全身不舒服，趁這次住院一定要徹底檢查一下。」聽到這幾句話，我直覺認為她有「潛在賴著不出院」的可能。

「住院觀察，兩天之後可以出院。」一般來說，肺挫傷的住院觀察需要三到五天，但我第一時間決定只告訴她兩天。

果然在觀察兩天沒有變化後，病人拒絕出院回家。

「才住兩天太短了啦！這樣顯示不出我有受重傷，而且肇事者從住院到現在都不聞不問，住久一點才能讓他知道事態嚴重。」婦人一邊大口吃著便當，一邊大嗓門地嚷嚷。

「您的治療已經完成，因此不須要再住院了，後續只要門診追蹤即可。樓下急診還有非常多病人在等待床位，可否把資源讓給更需要的人？」我將治療計畫再說明一次，很客氣地分析道理給病人聽。

「那是別人的事情，我們當初也在急診等了很多天！」病人的兒子對於我的道德勸說，毫不猶豫地一口回絕。

「就是因為曾經在急診待床，應該知道這種痛苦。回想妳當初在急診時，是不是也希望快點有病房住？」

「我們就是想到先前等得好苦，既然好不容易等到，不住個夠本怎麼能輕易出院？」病人的回答倒是很直白。

「醫院裡病人多細菌多，很容易發生感染，如果病情已經改善，應該快點回家，以免在醫院被其他病人傳染。」顯然第一招講道理沒有用，我只好改用恐嚇法。

「如果發生感染，那不正代表我母親的傷還沒有完全好？這樣怎麼能出院？況且感染管控是你們的責任，怎麼會推給病人與家屬呢？」家屬導果為因的說法，令我一時語塞。

連續兩招都被化解，看來這次棋逢對手，此時必須轉變策略，改走動之以情的低姿態路線。

「我當然是不能勉強妳，不過請妳體諒一下醫師，非必要的住院，醫師必須承受健保與院方雙重壓力，算我拜託妳了。」態度軟到不能再軟，只要能達成目的，大丈夫能屈能伸。

「不用再多說了，我們目前不打算出院，如果我母親出院後出了什麼差錯，我一定要你負責！」家屬的話說得斬釘截鐵，病人也翻過身去不再理我。

「如果非要住院不可，那我只好請您『自費住院』了。」

若病人願意自己花錢，不占用健保資源，那自然愛住多久就住多久，就如同把醫院當旅館住一般。只是此舉形同醫病關係的破裂，況且住院期間如果發生狀況，又需要醫療介入時，到底算是健保給付還是自費醫療？這當中將會有太多扯不清的問題。

無計可施之下，我不得不提出這最後的選項。

一聽說每日將有高達數千元的自費住院金額，且保險公司也明白表示，不會理賠自費住院，病人終於對繼續住院不再堅持，最後協調的結果，我允許用健保身分再延一天。

豈知隔日要幫病人辦理出院時，居然得到這樣的回答：「今天是星期五，我兒子要上班，沒空來接我出院，明天是假日他才能過來。」

「昨天不是講好了嗎？怎麼不守信用呢？」對於病人的再度變掛，我有點不太高興。

「家裡沒有人照顧，我想出院也沒辦法。明天！我保證明天一定出院！」病人兩手一攤，笑嘻嘻的表情明顯是在耍賴。

「好吧！最後一次，這次不可以再改變了。」還好事先把期限說得比較短，現在討價還價加個幾天，還在可以容忍的範圍。

隔天我起了個大早，妻子很意外我這麼早就要出門。

「有個病人我得去看一下。」

「今天不是假日嗎？什麼病人那麼重要？病情不穩定嗎？」

「病情是穩定，但是醫療外的問題很棘手。」丟下這句話，我匆匆地趕去醫院。

還沒走進病房，門外就聽到那位病人的聲音：「我今天不打算出院！」

「可是妳不是跟主治醫師說好，今天出院嗎？」護理師的語氣，聽起來對病人的出爾反爾也不甚滿意。

「我昨天只有說考慮而已，又沒有答應他。除非主治醫師親自來跟我講，不過今天是假日，主治醫師應該休息吧，有什麼事等下星期一再說！」

「今天一切都好嗎？聽起來精神不錯，看來已經做好回家的準備了。」就在她說完這些話的同時，我帶著一貫的職業笑容走進病房。

「這……」似乎沒料到我會出現在這裡，「你今天沒有放假嗎？」

「我來幫妳辦出院。」

05

醫生您好，我的朋友叫「高層」

忙碌的急診室裡，擠滿了等待住院的病患，短則等上一兩天，長則超過一星期都有可能。儘管再三宣導，醫護人員沒有權限調整住院待床的順位，我們仍不時接到病患的抱怨與要求。

「我跟你們醫院的高層很熟，可以優先安排病房嗎？」突然有位病患走進護理站，要求在待床順位上插隊。

住院醫師一時不知道該怎麼辦，於是過來問我意見：「病人說他是高層的朋友，我們要不要往上通報一下？」

「要跟誰通報？本院有人姓『高』名『層』嗎？」當時正是急診忙碌的時候，

我頭也不回地反問他。

「不然要怎麼回答？」

「我來處理。」類似的情況幾乎沒幾天就會遇到一次，有的病人會自稱認識院方高層，有的則自稱是某官員親戚，而要求更是千奇百怪，除了最常見的希望在手術、檢查或住院上插隊外，也曾遇過利用裙帶關係來要求醫療費用打折。

對於這些見怪不怪的場面，我有固定的處理方式。

「您好！我是當班主治醫師，有什麼需要協助的嗎？」當下我換上一貫的職業笑容，前往關心病患。

「你是負責急診的主治醫師嗎？果然只要動用關係，你們的接待規格就會提高。」見主治醫師親自出面，病人的姿態又更高了些：「我和你們的院長是多年的好朋友，請儘快幫我安排病房，不然要是讓你們院長知道，連他的朋友都要在急診排隊等床，恐怕會不高興。」

「真的很抱歉，我的職級太低，沒有權限調整床位順序。請您聯繫一下院長授權給我，只要上頭一聲令下，相信自有妥當安排，我們下面的人也比較好做事。」

「安排病床這種小事，你是主治醫師一定辦得到，我看就不要勞煩院長親自出面了吧！改天和他老人家碰面的時候，我會在他面前替你說幾句好話的。」

「既然是院長的朋友，我們當然不敢怠慢。不過院長向來告誡我們，每個病人都是ＶＩＰ，一定要一視同仁，不可以有差別待遇。您既然和院長是舊識，想必知道他一向最有原則，沒有得到他的允許，我們做部屬的不敢造次，這樣反而陷長官於不義。」

病人這時愣了一會兒，似乎沒料到我會這麼說。

「我上個月剛換新手機，電話簿裡還沒有輸入他的電話，你就跟院長說我的名字，他應該記得我是誰。」

「噗！」一旁原本自顧自做事的護理師，聽到自稱是院長好友的人卻沒有院長的電話，甚至不確定院長記得他，很不給面子的笑了出來。

「還是得請您與院長打聲招呼，我隨時在這裡待命，等您給我消息。」

碰了個軟釘子，病人悻悻然地走回自己的待床區。

「你真厲害，我差點被他唬住了。」一旁看我處理的住院醫師，很佩服我的臨機應變。

「你們還太嫩，對這種事情的處理經驗不足。」我回頭告訴住院醫師：「在醫院裡永遠不缺ＶＩＰ。每個人都可以自稱自己認識誰，只是口說無憑，難道每個自稱有關係的病人，我們都要特殊處理？」

「可是對方講得煞有介事，要是真的是高層的ＶＩＰ，不小心被我們得罪了怎麼辦？」住院醫師似乎仍有些疑慮。

「真正有辦法的人，會直接聯絡能做決定的高層，為難第一線的我們沒有意義。他如果真的有高層關照，不需要自我介紹，自然有人打點一切。既然自稱認識高層，當然得證明一下。就像我也認識總統，只是總統不認識我罷了！」我用這個玩笑來做比喻，也是自己行醫多年的心得。

「就是說嘛！在醫院工作，難免有不熟的遠房親戚或是朋友的朋友，拜託我們幫他安排床位或是插隊做檢查，這些人永遠搞不清楚，我只是小員工而已，根本沒有這種權限。」話匣子一開，大家對這個話題都很有共鳴，護理師顯然也滿腹苦水。

「基層人員還推得掉，我以前曾在一家社區型的小醫院擔任過主管職，這種請託電話更是整天接不完。」趁著看診空檔，我和大夥說了自己當年的故事……

多年前的某天，我接到一位長時間沒聯絡的朋友來電，開門見山就是希望我幫他的親戚關說床位，他說住院病床一直等不到。

當下我立刻表明自己雖然是科部負責人，但不方便介入床位安排的優先順序，況且這個動作已經違反了自己向來的原則。

「這麼多年交情，連這個小忙都不幫？」

拗不過對方再三請託，不得已我只好厚著臉皮打電話去住院中心詢問：「真的很抱歉，我實在不想讓同事難為，其實我自己也很無奈。打這通電話不是要插隊，我只是想知道前面還有多少人在等，讓我心裡有個底，也好回覆請託的友人。」

「一點都不麻煩，這很普通。」告知來意後，對方似乎很習慣有人關說，但客氣的態度反而讓我更尷尬。

「哦……是他啊！」住院中心的同事，似乎認得這位病患，「這幾天他已經不只一次打來要求插隊了，也曾經提過和您相當有交情，要我們看您的面子，給他特殊待遇。」

聽到這裡，我非常詫異，一個泛泛之交，也可以自稱和我有深厚交情。雖然尚不致到招搖撞騙的程度，不過讓人這樣攀親帶故感覺並不好。

「因為不確定是真是假，所以我們沒有正面回應他。」同事的處理相當得體且有經驗，反而是我很不好意思。

「我查過資料，您請託的這位病患目前排在第八順位，照目前的床位分配來看，可能還要等一段時間。」說到這兒，對方沉吟了幾秒鐘：「至於是否能往前調整順位……」

「沒關係，不用刻意調整。病人那邊交給我去回絕，真的幫不上忙！」此時我趕緊接話，深怕人家覺得自己利用職務之便來施壓。

「排名第一到第七順位的病患，分別都透過不同關係來關心過，而且層級一個大過一個，其中一位的關心電話，甚至是從某個中央官員的公關室打來。照這樣的狀況來看，您可能得請您的朋友，去問問總統先生……」

故事說完，大夥在哄堂大笑中回歸工作崗位。

接下來的三天我沒有排班，據接班的同事說，那位一直吵著要插隊的病人，又分別向不同幾位同事，自稱是某主任、某議員，甚至是市長的朋友。只是從頭到尾，這些大人物都沒有出現過。

三天後我甫接班，就在待床名單中看到這位病人的名字，我猜想他應該會再出招。果不其然，當仍得不到「已有病床」的肯定答案後，他大聲嚷嚷著說認識記者，要打電話投訴：「我一定要把這樣的亂象，讓媒體知道！讓記者來報導！」

待床過久失去耐性確實是人之常情，但這樣的無理取鬧，也弄得我有點生氣：「我再說一次，床位不足是全院性問題，甚至是全國性問題。我還真想不出，記者來了要報導什麼？或是大記者可以解決目前全院滿床的問題，讓你住院？」並非刻意激怒他，這些話全是我的肺腑之言，我不相信訴諸媒體問題就可以解決。

我做了個「請便」的手勢，不再搭理他。

想當然耳，一整天一點動靜都沒有，病人則是繼續躺在待床區。

就在快要下班前，護理師轉接了一通電話到我座位：「有一個立法委員助理打電話來，指名要負責的主治醫師接電話。」

「您好，我是今天當班的主治醫師。」

「我這邊是國會辦公室，有接獲民眾陳情說一直等不到病床，所以我打來瞭解一下。」

「想必委員一定知道，病人等不到病床，是大環境的問題，我們在第一線也很為難，不知有什麼指教？」

「委員特別關照一位病患，想請你協調床位，讓他儘快住院。」提供的資料正是那位已經鬧了三天的病患。

「好，我知道了。」對方電話中嘈雜的背景聲，聽來相當耳熟，這讓我心中閃過一絲懷疑，「可否留個電話，等到事情辦妥，我再回電向您報告。」

電話掛上，護理師問我什麼事，我把電話的內容照實跟她說。

「沒想到他真的找到人關說了！那我們要怎麼處理？」或許沒遇過類似的事，護理師似乎有點緊張。

「沒關係，不用理他。」

「這樣好嗎？對方不是還在等你回電說明進度？」

「每個人都可以打電話到急診室，自稱自己是誰，我們怎麼知道真假？所以『我知道了』是最好的回答，代表我知道這件事。」

另一頭在待床區，這位病人一改先前不悅的表情，和一位來探病的友人有說有笑的。

「剛才應該有人打來關心了吧！我的朋友什麼時候會有病床？」看到我路過，病患的友人走過來關切。

我隨口應了一句，暗地裡則撥出方才「立法委員助理」留下的電話，一時間急診室裡手機鈴聲大作。

「喂！請問哪位？」病人的朋友大嗓門地接起電話。

「你眼前這一位。」我在他面前拿起手機。

後記
自立自強有信心，前途光明又燦爛

令人昏昏欲睡的夏日午後，幾個高中生一時興起，打算蹺課去校外蹓躂蹓躂。就在大夥從校園不起眼的角落翻牆出去時，教官已經站在圍牆外，將眾人逮個正著。「你們幾個，全部跟我到訓導處！」教官氣呼呼地走在前面，一群人低著頭等候處罰。

「你的成績那麼好，為什麼跟這些人蹺課？」教官一眼認出我來。

「快點回去念書，下次再讓我抓到一定記過。」教官只是搖搖頭，口頭訓誡一下就把我給放走；「至於你們幾個……去勞動服務！」接著，他把處罰分派給剩下的同學。

「教官，這太不公平了吧！」其中一個被處罰的同學相當不服氣。

「人家模擬考成績那麼好，是考上醫學系的熱門人選，當然有本錢蹺課，哪像你們這些不讀書的傢伙？」

這件事發生在那個「只要成績好，就什麼都好」的年代，也因為那樣的時空環境與價值觀，養成了自己當年目空一切、對挫折容忍度極低的個性。

總算擠進醫學系這道窄門，卻發現課業的繁重遠超過自己想像，而殘酷的事實更在於，當競爭對手全是跟自己一樣的資優生時，還是得分出第一名與最後一名。

在經歷一段「人外有人、天外有天」的震撼教育後，好不容易熬到進入醫院，則又是另一個挑戰的開始。實習生涯與專科訓練，必須強迫自己在徹夜未眠的值班中累積經驗，在病人與家屬的白眼中提高抗壓力，在師長的要求與責罵中逐漸成長茁壯。

就如同超級英雄的電影一般，在拍完三部曲之後，總要來部前傳，交待英雄養成的過程。《生命三部曲》後沉潛了三年，終於再度累積足夠的寫作能量。這一回我試著轉變過往探討人性的寫作風格，改談自己年輕時候的往事，讓醫學生與年輕醫師知道傅醫師也有青澀無助的過往，也讓更多讀者得以認識，**Peter Fu** 成長背後的血淚。

趁著此次寫作的過程，重新整理過去二十年的點點滴滴，許多回憶頓時湧上心頭。如今雖然已是獨當一面的主治醫師，也扮演起醫學生老師的角色，肩負起教育下一代年輕醫師的責任，然而在這些成績背後，是多年來的付出與辛勞，箇中滋味如人飲水，冷暖自知。

感謝成長的路上，有恩師們的提攜與家人的包容，這本書的付梓，有編輯群的努力與讀者的支持。

謝謝。

VIEW系列 041

有一個銀蛋叫彼得，從小生在大醫院：借學分、逃兵役，戴鋼盔赴晨會的實習血淚

作　者—傅志遠 Peter Fu
主　編—陳信宏
責任編輯—王瓊苹
責任企畫—曾俊凱
美術設計—FE設計　葉馥儀
插　畫—吳宗柏
董事長
總經理—趙政岷
總編輯—李采洪
出版者—時報文化出版企業股份有限公司
一〇八〇三　臺北市和平西路三段二四〇號三樓
發行專線—（〇二）二三〇六—六八四二
讀者服務專線—〇八〇〇—二三一—七〇五・（〇二）二三〇四—七一〇三
讀者服務傳真—（〇二）二三〇四—六八五八
郵撥—一九三四—四七二四時報文化出版公司
信箱—臺北郵政七九～九九信箱
時報悅讀網—http://www.readingtimes.com.tw
電子郵件信箱—newlife@readingtimes.com.tw
第二編輯部臉書—http://www.facebook.com/readingtimes.2
法律顧問—理律法律事務所　陳長文律師、李念祖律師
印　刷—勁達印刷有限公司
初版一刷—二〇一七年三月十日
初版二刷—二〇一七年四月七日
定　價—新臺幣二八〇元

時報文化出版公司成立於一九七五年，
並於一九九九年股票上櫃公開發行，於二〇〇八年脫離中時集團非屬旺中，
以「尊重智慧與創意的文化事業」為信念。

國家圖書館出版品預行編目資料

有一個銀蛋叫彼得，從小生在大醫院 / 傅志遠作. -- 初版. -- 臺北市：時報文化，2017.03
面；　公分. --（VIEW系列；41）
ISBN 978-957-13-6933-4（平裝）
1.醫師 2.醫病關係 3.文集

419.4707　　106002443

ISBN 978-957-13-6933-4
Printed in Taiwan